¡STOP INFECCIONES HOSPITALARIAS!

Inmaculada Salcedo Leal
Mª Jesús Romero Muñoz
Rafael Ruiz Montero
Adrián Hugo Aginagalde

Es propiedad de:

© 2017 Amazing Books S.L.

www.amazingbooks.es

Editor: Javier Ábrego Bonafonte

Centro de Arte y Tecnología

Avenida Ciudad de Soria, N º8

50003 Zaragoza - España

Primera edición: Septiembre 2017

ISBN: 978-84-947526-0-5

Deposito Legal: Z 1198-2017

Diseño, Preimpresión e Impresión - Cudipal

Ilustraciones - Pio Lázaro

AGRADECIMIENTOS

Una vez finalizado este libro, que con tanta ilusión he coordinado y escrito junto a mis compañeros, no puedo dejar pasar la ocasión de mostrar mi agradecimiento a quienes lo han hecho posible.

En primer lugar a la Editorial Amazing Books y a su editor D. Javier Ábrego Bonafonte, por haber confiado en mí para su redacción.

Al Dr. D. Francisco Guillén Grima, Catedrático de Medicina Preventiva y Salud Pública del Hospital Universitario de Navarra y a D. Eladio Gómez Gómez, Director Científico de Vesismin Health por su desinteresada revisión completa del texto. A Dª Brisia López Ortega, Directora de Marketing de Steris España por revisar gran parte del libro.

A los Dres. César Velasco Muñoz y Fernando Simón Soria, por su apoyo constante y por tener la amabilidad de escribir el prólogo y la presentación del libro. Es para mí un honor que hayan aceptado la propuesta.

A la Sociedad Española de Medicina Preventiva, Salud Pública e Higiene, y en especial a su Presidente Dr. Francisco Botía Martínez, por su confianza en mí y el apoyo al libro.

A mis colaboradores en el libro y coautores, Dª. Mª. Jesús Romero Muñoz, D. Rafael Ruiz Montero, D. Adrián Hugo Aginagalde Llorente, quienes han aportado en el texto sus inestimables puntos de vista desde sus diferentes ámbitos.

A las empresas patrocinadoras: Vesismin Health, Steris España, Smith & Nephew, Anios, y Pentax Medical, sin las cuales hubiese sido imposible la financiación de la obra.

Y agradecer sobre todo a mi familia y en especial a mi marido, Javier, compañero en el ámbito de la medicina, quien me ha animado siempre. Ellos han sufrido los fines de semana mi inquietud y la falta de tiempo libre, sacrificado para dedicarlo al libro.

Muchas gracias a todos.

Inmaculada Salcedo

PRESENTACIÓN

DR. FERNANDO SIMÓN SORIA

Director del Centro de Coordinación de Alertas y Emergencias Sanitarias

Ministerio de Sanidad, Servicios Sociales e Igualdad

Los profesionales de la salud y cada vez más la población, somos conscientes de los riesgos asociados a las enfermedades infecciosas y al mal uso de los antibióticos, principal arma con la que contamos para hacerles frente. También somos conscientes de que estos riesgos son mayores si las infecciones se producen en el ámbito de la asistencia sanitaria y en particular en el ámbito hospitalario.

Afortunadamente, algunos profesionales se rebelan contra la paradoja de que los centros sanitarios (templos de la salud, la asepsia y la antisepsia) puedan ser en algunas ocasiones, el origen de enfermedades infecciosas graves que afectan a los pacientes que allí van en busca de curación.

Inmaculada Salcedo, una magnífica doctora, especialista en medicina familiar y comunitaria y en medicina preventiva y salud pública con amplia experiencia tanto en atención primaria como hospitalaria, pero sobre todo una persona entusiasta, comprometida y gran comunicadora, es uno de esos profesionales que entienden que las instituciones sanitarias deben ser fuente de salud y no de enfermedad y ha asumido como suya la lucha contra las infecciones relacionadas con la asistencia sanitaria. Lucha que ejerce tanto desde el hospital y la facultad de medicina de Córdoba como desde las Sociedades Andaluza (presidenta) y Española (vocal) de Medicina Preventiva y Salud Pública.

Su profundo conocimiento de los mecanismos de transmisión y control de las enfermedades infecciosas y su experiencia en los diferentes niveles del ámbito asistencial, le han permitido identificar los principales aspectos que favorecen la infección nosocomial y el papel que cada uno de nosotros, profesionales, pacientes y población, jugamos en su difusión, pero sobre todo, el que podemos jugar en su control.

Sus grandes capacidades como docente y comunicadora le han permitido, en colaboración con Mª. Jesús Romero, Rafael Ruíz y Hugo Aguinagalde, plasmar ese conocimiento en un libro ameno, práctico, de gran calidad técnica pero accesible para cualquier persona y sobretodo útil, que seguro redundará en un mejor conocimiento de las infecciones relacionadas con la asistencia sanitaria por parte de todos y más importante, en un mejor control.

Como estoy seguro de que los lectores disfrutarán con la lectura del libro, lo que deseo es que den un paso más e incorporen a su comportamiento diario las lecciones sobre prevención y control de infecciones que de él se desprenden.

Muchas gracias Inma por tu obra
y por permitirme hacer esta presentación.

PRÓLOGO

DR. CÉSAR VELASCO MUÑOZ

Healthcare Innovation and Integral Management Director

Hospital Campus Vall d'Hebron, Barcelona.

Miembro de la junta directiva de la AEV.

La importancia social de las infecciones hospitalarias es incuestionable. El impacto sanitario y económico de las infecciones que se producen en los centros sanitarios requiere establecer las medidas preventivas necesarias. Conocer las diferentes enfermedades infecciosas relacionadas con la asistencia sanitaria, los gérmenes que las provocan o las dinámicas que las producen es esencial para controlar su aparición. En el año 1847 el doctor Semmelweiss, médico húngaro de origen alemán, implementó una simple medida higiénica: el lavado de manos para prevenir la fiebre puerperal. Una infección que causaba la muerte de las mujeres que daban a luz en la maternidad del hospital General de Viena. Desde este primer estudio epidemiológico, previo al desarrollo de la teoría de la infección causada por gérmenes, han sido muchos los estudios científicos sobre infección hospitalaria que han contribuido a mejorar la vida de los pacientes. Desde las primeras estrategias, como el lavado de manos, se han desarrollado muchas medidas innovadoras de higiene, esterilización, aislamiento y control de la infección. Desde programas preventivos de implementación mundial hasta soluciones disruptivas a nivel local que han demostrado su eficacia en la prevención de nuevas infecciones en espacios asistenciales. Sin embargo, es sigen desarrollando soluciones basadas en la evidencia para hacer frente al actual reto que suponen las infecciones hospitalarias.

Como en otras áreas del concomimiento, se hace patente necesidad de innovar y diseñar nuevas soluciones o herramientas que nos ayuden a mejorar la respuesta a esta amenaza para la salud. En este sentido, el libro "¿STOP INFECCIONES HOSPITALARIAS?" responde a esta necesidad de manera completa y contundente. Aporta información actualizada desde el día a día de los profesionales de este campo acompañada de una original manera de ilustrar un libro de estas características.

Nos encontramos ante un libro monográfico diseñado para formar a todos los públicos en la importancia de este reto sanitario. Es fundamental que un libro de estas características sea accesible a los equipos multidisciplinares de profesionales sanitarios que se enfrentan al reto de la infección hospitalaria en su día a día. Gracias a las nuevas tecnologías, se puede acceder a todo su contenido online, potenciando así el alcance de la información y su impacto en la práctica clínica a nivel global en los países de habla hispana.

¿Quién podría hablarnos sobre infecciones hospitalarias de manera cercana y exhaustiva? Sin duda, una profesional incansable con una gran vocación y experiencia que conocí hace unos años. Compañera de profesión, especialista en Medicina Preventiva y Salud Pública, la Dra. Inmaculada Salcedo está dedicada a mejorar la asistencia sanitaria. No solo lidera un equipo de profesionales sanitarios desde la Sociedad Científica, sino que es un pilar fundamental en la formación de nuevos especialistas y en generar nuevas pasiones por esta disciplina de la medicina tan importante y a la vez tan desconocida.

César Velasco Muñoz

AUTORES

Inmaculada Salcedo Leal

Autora, revisora, y directora de la obra

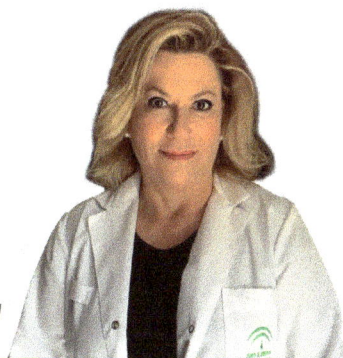

- Doctora en Medicina por la Universidad de Córdoba.
- Especialista en Medicina Preventiva y Salud Pública. Hospital Reina Sofía de Córdoba.
- Especialista en Medicina Familiar y Comunitaria. Hospital Virgen Macarena de Sevilla.
- Profesora asociada de la Facultad de Medicina de la Universidad de Córdoba.
- Tutora del los médicos residentes de la especialidad de medicina preventiva en el hospital Reina Sofía de Córdoba.
- Acreditación profesional por la Agencia de Calidad Sanitaria de Andalucía: Nivel Excelente.
- Desde 2014, Presidenta de la Sociedad Andaluza de Medicina Preventiva y Salud Pública y vocal de la Sociedad Española.
- Ganadora del premio de Innovación IMIBIC en Diciembre 2014 a la mejor iniciativa por el desarrollo de un software que mejora la eficacia del procedimiento de recogida de infección nosocomial. Se generó una patente y actualmente se está comercializando por la empresa informática Médica S.L.

Ha desarrollado actividad como epidemióloga, como médico de familia y médico preventivista, cargo intermedio en Distritos Sanitarios y cargo directivo en el Hospital.

El ámbito de trabajo en el que desarrolla actualmente su actividad, es la prevención y control de las infecciones relacionadas con la asistencia sanitaria en el Hospital Reina Sofía de Córdoba, compatibilizando dicha actividad con la docencia e investigación en la Universidad de Córdoba y la Presidencia de la Sociedad Científica Andaluza de Medicina Preventiva y Salud Pública.

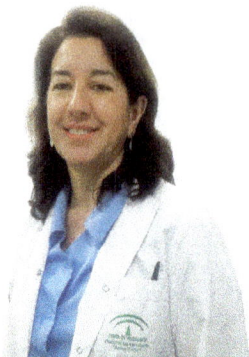

Mª Jesús Romero Muñoz

- Diplomada Universitaria en Enfermería en la Escuela Universitaria de Granada (Hospital Clínico San Cecilio) entre los años 1983-1986

- Supervisora de cuidados de las Unidades de Gestión Clínica de Medicina Preventiva y Salud Pública y de la Unidad de Gestión Clínica de Enfermedades Infecciosas del Hospital Universitario Reina Sofía de Córdoba.

- Vocal de enfermería de la Sociedad Andaluza de Medicina Preventiva y Salud Pública

- Acreditación de Competencias profesionales de "Enfermera Atención Hospitalaria: Atención Ambulatoria" Nivel EXPERTO por la Agencia de Calidad Asistencial de Andalucía (ACSA).

- Premio de Innovación IMIBIC en Diciembre 2014 a la mejor iniciativa por el desarrollo de un software que mejora la eficacia del procedimiento de recogida de infección nosocomial. Se generó una patente y actualmente se está comercializando por la empresa informática Médica S.L.

- Tutora clínica de alumnos de la Escuela Universitaria de Enfermería durante los cursos académicos 2009,2010 y 2011.

- Tutora laboral de alumnos del ciclo formativo Salud Ambiental de grado superior C.D.P. Santísima Trinidad Sansueña durante los cursos académicos 2013, 2014,2015 y 2016.

- Investigadora colaboradora en proyectos de investigación del grupo Enfermedades Infecciosas del HURS y IMIBIC.

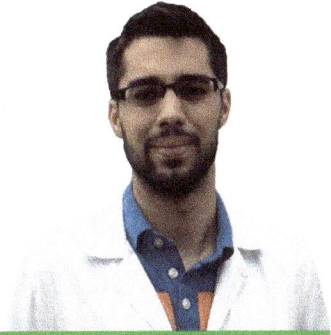

Rafael Ruiz Montero

- Médico Interno Residente de Medicina Preventiva y Salud Pública en el Sistema Andaluz de Salud. (2016 - Actualidad)
- Destacado miembro en órganos para la mejora de la formación universitaria.
- Vicecoordinador de la Asociación de médicos Residentes de Medicina Preventiva y Salud Pública en España (ARES). (10/2016 - Actualidad)
- Presidente del Consejo de Estudiantes de la Facultad de Medicina en la Universidad de Córdoba (CEMCo). (2012-2013)
- Secretario del Consejo de Estudiantes de la Universidad de Córdoba.(2013-2014)
- Representante de la Universidad de Córdoba dentro del Consejo Estatal de Estudiantes de Medicina (CEEM). (2010-2015)
- Actualmente está cursando el Máster de salud pública y gestión hospitalaria en la Escuela Andaluza de Salud Pública (EASP).

Adrián Hugo Aginagalde

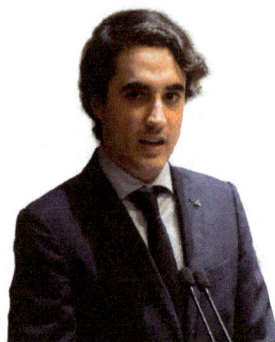

- Máster de Salud Pública – Oficial Sanitario (2015 – 2016). Instituto de Salud Carlos III - Escuela Nacional de Sanidad.

- Máster interuniveristario de Historia de la Ciencia y Comunicación Científica (2015 – 2017). Universidad de Valencia, Universidad de Alicante, Universidad Miguel Hernández de Elche (UV-UA-UAH).

- Licenciatura en Medicina. Universidad del País Vasco / Euskal Herriko Unibertsitatea (2007 – 2013).

- Médico interno residente en Medicina Preventiva y Salud Pública. Hospital Universitario de Cruces – Organización Sanitaria Integrada Ezkerraldea-Enkarterri-Cruces. Servicio Vasco de Salud – Osakidetza (06/2015 – actualidad).

- Investigador del Museo Vasco de Historia de la Medicina y la Ciencia. UPV/EHU (2011 – actualidad).

- Médico de Vigilancia de la Salud. Sociedad de Prevención ASEPEYO (04/2014 – 09/2014).

- Asesor científico en 'Escépticos' (K-2000). Serie documental divulgativa de EITB-2, Radio Televisión Vasca (02/2011 – 12/2011).

- Representante de la Comisión Nacional de Medicina Preventiva y Salud Pública. Ministerio de Sanidad, Servicios Sociales e Igualdad (06/2016 – actualidad).

- Secretario de ARES – Asociación de Residentes de Medicina Preventiva y Salud Pública (10/2015 – actualidad).

- Secretario de actas y presidente de la Sección de Médicos Jóvenes de la Academia de Ciencias Médicas de Bilbao (02/2015 – actualidad).

SUMARIO

Sumario

Inmaculada Salcedo Leal I Mª Jesús Romero Muñoz I Rafael Ruiz Montero I Adrián Hugo Aginagalde

INTRODUCCIÓN

INTRODUCCIÓN

Las infecciones hospitalarias, y en general todas las que se relacionan con la atención sanitaria, son un problema de salud pública que afecta a todas las personas. Se estima que pueden ser evitables aproximadamente en el 30-50% de los casos, por lo que es un reto abordar su prevención desde todos los ámbitos posibles.

Se calcula que, en los países desarrollados, entre el 5 y el 10% de los pacientes que ingresan en un hospital contraen una o más infecciones. En España el dato es del 6,84 %, en el año 2016, según el estudio el Estudio epidemiológico nacional de infección hospitalaria (EPINE). Se trata de un estudio en el que participan 294 hospitales y 59.016 pacientes.

Las infecciones hospitalarias, también llamadas nosocomiales (término antiguo, que aún se usa porque el hospital era conocido como *nosocomio*, lugar de internamiento), tienen unos resultados graves, que van desde complicaciones en la evolución del proceso de la enfermedad, incluso fallecimiento, y prolonga la estancia en días en el hospital, este hecho, genera ansiedad y temor en la persona afectada, y en su familia.

Hay que tener en cuenta, además, los costes que generan y que todos, de alguna manera pagamos como contribuyentes.

Otro problema añadido es el de las multirresistencias, es decir, los gérmenes se han hecho resistentes a múltiples antibióticos y nos quedamos sin recursos para tratarlos. Las medidas de prevención cobran una importancia capital.

Otro aspecto a tener en cuenta es que, tanto pacientes como visitantes o profesionales, tenemos que velar por la higiene de los entornos asistenciales, debemos trabajar para que sean seguros y evitar posibles infecciones adoptando una serie de medidas sencillas.

Desde hace más de un siglo, se demostró la efectividad de medidas como una correcta higiene de manos, la desinfección, la esterilización, los aislamientos, el control ambiental, etc. en la prevención y control de las infecciones. Los programas específicos de prevención y control, que desde hace más de 40 años se vienen aplicando, han demostrado su eficacia disminuyendo la carga de este problema.

El impacto sanitario, económico y social de las Infecciones hospitalarias, genera la necesidad de este libro. Existe mucha bibliografía al respecto, hay múltiples procedimientos, guías y cursos formativos para personal sanitario, pero no es habitual, un manual práctico redactado en lenguaje sencillo para cualquier persona que esté interesada en contribuir a evitar las infecciones. Este manual también puede resultar muy útil para los profesionales que quieran ampliar sus conocimientos con información precisa y de fácil lectura.

Pretendemos recoger las acciones que todo el mundo debería cumplir al estar en contacto con pacientes, y en cualquier entorno, medioambiente sanitario, sociosanitario, o domiciliario. Todo ello con ilustraciones e imágenes que permitan recordar lo que se debe, y no se debe hacer.

¿STOP INFECCIONES HOSPITALARIAS? Es un manual de carácter divulgativo y práctico, de lenguaje sencillo y accesible a toda persona que se relacione con un centro sanitario o socio-sanitario y que pueda encontrarse en situaciones que generen infecciones. Por tanto, está dirigido a personal sanitario, y no sanitario, así como a pacientes y familiares. Cualquiera de nosotros, en algún momento puede ser parte de una situación en la que podamos contraer o contagiar una infección.

La finalidad del libro es aclarar conceptos, dar información sin ánimo de ser un tratado académico, ni una guía de práctica clínica. Se trata de generar conocimientos prácticos en prevención de infecciones, evitar costumbres arraigadas que las favorecen, y concienciar de la importancia a la hora de respetar las normas en los centros sanitarios. El lector tendrá respuesta a la pregunta de cómo puede ayudar a que se disminuyan las infecciones en el hospital, para que puedan ser aplicados en el día a día, utilizando un método claro y sencillo y tenerlo presente para cuando acudamos al hospital ya sea como pacientes, o como acompañantes.

También este manual dará la oportunidad, a quien lo desee, de ampliar conocimientos en enlaces que se adjuntan para poder acceder a información reciente, y a la evidencia científica disponible.

CAPÍTULO 1

MAGNITUD DEL PROBLEMA.
LA INFECCIÓN RELACIONADA CON LA
ASISTENCIA SANITARIA EN NÚMEROS

CAPÍTULO 1

MAGNITUD DEL PROBLEMA.
LA INFECCIÓN RELACIONADA CON LA ASISTENCIA
SANITARIA EN NÚMEROS

1.1 INFECCIONES CONTRAÍDAS DURANTE LA ATENCIÓN SANITARIA: CIFRAS, ALCANCE Y COSTE

El Centro de Control de Enfermedades Transmisibles de Europa (eCDC) estima que aproximadamente 3,2 millones de pacientes adquieren cada año, al menos, una Infección relacionada con la atención sanitaria (IRAS) en Europa, con una prevalencia media de 5,86%.

En Europa se estima que pueden contribuir a prolongar las estancias hospitalarias en 16 millones de días adicionales, ocasionan 37.000 fallecimientos de manera directa y contribuyen en la mortalidad en 110.000 casos, calculándose que los costes asociados superan los 7.000 millones de euros. Estos costes suponen un coste de oportunidad de otras necesidades sanitarias que no pueden atenderse.

En todo momento, más de 1,4 millones de personas en el mundo contraen infecciones en el hospital. En los países en desarrollo, el riesgo de infección relacionada con la atención sanitaria es de 2 a 20 veces mayor que en los países desarrollados. En algunos países en desarrollo, la proporción de pacientes afectados puede superar el 25%.

En los EE.UU., uno de cada 136 pacientes hospitalarios se enferman gravemente a causa de una infección contraída en el hospital; esto equivale a 2 millones de casos y aproximadamente 80.000 muertes al año.

En Inglaterra, más de 100.000 casos de infección relacionada con la atención sanitaria provocan cada año más de 5.000 muertes directamente relacionadas con la infección.

En México, se calcula que 450.000 casos de infección relacionada con la atención sanitaria causan 32 muertes por cada 100.000 habitantes por año.

Se calcula que las infecciones relacionadas con la atención sanitaria en Inglaterra generan un costo de 1.000 millones de libras por año. En los Estados Unidos, la cifra es de entre 4.500 millones y 5.700 millones de dólares (US$). En México, el costo anual se aproxima a los 1.500 millones.

El Reto Mundial por la Seguridad del Paciente hace suyas estas estrategias y promueve acciones e intervenciones específicas que tienen efectos directos en términos de infecciones relacionadas con la atención sanitaria y la seguridad del paciente

Estas acciones se combinan con la labor en pro de la aplicación de las Directrices de la OMS sobre higiene de las manos en la atención sanitaria, de acuerdo con el lema "Una atención limpia es una atención más segura".

1.2 BIBLIOGRAFÍA RECOMENDADA

- Manual de la Organización Mundial de la Salud en 2009 con el título Hand higiene Technical Referente Manual © Organización Mundial de la Salud, 2009 WHO/IER/PSP/2009.02

- Observatorio de seguridad del paciente. Consejería de Salud. Junta de Andalucía. http://obssegpac.acsa.juntaandalucia.es/agenciadecalidadsanitaria/observatorio-seguridadpacie nte/higienedemanos/videojuego/index_fx.html

- Siegel J, Rhinehart E, Jackson M, Chiarello L. The Healthcare Infection Control Practices Advisory Committee. Guideline for Isolation Precautions: Preventing Transmission of Infectious Agents in Healthcare Settings. 2007

- Preeti Mehrotra; Lindsay Croft; Hannah R. Day; Eli N. Perencevich; Lisa Pineles; Anthony D. Harris; Saul N. Weingart; Daniel J. Morgan. Effects of Contact Precautions on Patient Perception of Care and Satisfaction: A Prospective Cohort Study. Effects of Contact Precautions on Patient Perception of Care and Satisfaction: A Prospective Cohort Study. Infection control and hospital epidemiology 2013, 34 (10)

- Provincial Infectious Diseases Advisory Committee (PIDAC): Routine Practices and Additional Precautions in All Health Care Settings 3º Edition. November, 2012 Ontario Agency for Health Protection and Promotion. Hygiénes.Volume XX1-nº1 2013

CAPÍTULO 2

¿DESDE CUÁNDO SE CONOCE EL PROBLEMA
DE LAS INFECCIONES HOSPITALARIAS?
UN POCO DE HISTORIA

CAPÍTULO 2

¿DESDE CUÁNDO SE CONOCE EL PROBLEMA
DE LAS INFECCIONES HOSPITALARIAS?
UN POCO DE HISTORIA

Las infecciones adquiridas en el ámbito hospitalario se han denominado tradicionalmente *nosocomiales*, ya comentamos que es un término antiguo, es decir, relativas al *nosocomio* (lat. *nosocomīum*, y del griego *nosokomeîon*) o establecimiento destinado al tratamiento de enfermos. Pero, a pesar del concepto de antigüedad que parece darle a este nombre al venir del griego, la realidad es que la idea de que la asistencia sanitaria pueda ser una fuente de riesgo es un concepto relativamente reciente y que ha tenido que afrontar una historia tortuosa hasta su aceptación por parte de la comunidad de los profesionales sanitarios.

Vamos a recordar la historia de algunos de los pioneros en la lucha contra las infecciones hospitalarias y los principales obstáculos y resistencias que se encontraron en su camino.

2.1 CULTURAS ANTIGUAS

A pesar de la abundancia de textos médicos del **Antiguo Egipto** y la **India**, no resulta fácil encontrar en estos textos instituciones semejantes a los hospitales cristianos, de los que evolucionaría el hospital moderno. Por ejemplo, se cree que en los tiempos antiguos, la mayor parte de la población era atendida en los templos, santuarios y sus instituciones dependientes; como las Casas de la Vida en Egipto; frente a las clases altas, en los que el médico se desplazaba a su hogar y eran los familiares y personal de la casa los encargados de los cuidados.

Debido a estas costumbres, es difícil desligar la presencia de unas ciertas normas higiénicas, pautas arquitectónicas y medidas aparentemente preventivas para los recintos donde se atendían y yacían los enfermos, de los preceptos dirigidos a la preservación de la pureza ritual propios de las instituciones a las que muchas pertenecían. Incluso no se encuentran en fuentes de información históricas (*Charaka-Samhita*, India, IV a. C.)

Sea como fuere, hay que reconocer que parece que ya se contemplaban en los Templos de Asclepio (*Asclepion*) de **Grecia** o en las Casas de la Maternidad y Hospitales (*Sivikasotthi-Sala*) de la **India** ciertos aspectos como la ventilación, limpieza y el espacio entre pacientes.

En este sentido, es especialmente destacable el grado de desarrollo que tuvieron las normas higiénicas entre los **Antiguos Judíos**, tal y como atestigua el *Tanaj* (VI-IV a.C) donde se recoge el precepto religioso de aislar y apartar de la comunidad de aquellos que sufrían de Lepra o eran impuros (*Levítico 13, 45-46*), así como la destrucción a través del fuego de los objetos y ajuar de los enfermos o el lavado de manos tras la manipulación de cadáveres (*Números 19, 11 – 19*).

La advertencia al cirujano de no tocar las heridas con las manos pues *"las manos causan inflamación"*, que recoge el Talmud, parece preclara para una época o pueblo en el que no existía el concepto contagio o infección.

2.2 IMPERIO ROMANO

El culmen de la organización hospitalaria se alcanzó durante el Imperio Romano (I a. C.), donde las legiones disponían de hospitales permanentes llamados *valetudinaria*, construidos en piedra alrededor de un gran patio o corredor central abierto, con hileras de pequeñas salas a cada lado y dotados de oficiales médicos (*Medicus Ordinarius*) y vendadores (*capsarii*).

Pero no debemos dejarnos impresionar por estos aparentes avances en la medicina militar romana, pues aunque el traslado de los heridos, la organización de sus cuidados y la probable realización de las intervenciones quirúrgicas se hacía en estos establecimientos, las condiciones higiénicas en las que se realizaban probablemente no habían avanzado acorde con estas prácticas. Además, la población civil seguía careciendo de instituciones públicas organizadas, encargadas del cuidado de los enfermos y la atención sanitaria, por llamarla de alguna forma, se seguía realizando principalmente, en los Templos de Esculapio.

La prohibición de estos cultos en el 335 d. C. impulsó la construcción de *Xenodoquios* alrededor de las basílicas, fruto de la piedad cristiana, para la atención de enfermos, huérfanos, pobres y viajeros como en el caso del Hospital de San Basilio (Cesárea, 369 d. C.) o de Fabiola, discípula de San Jerónimo de Belén, en Roma 394 d. C. que conllevarán como principal innovación y cambio el carácter de internamiento, ingreso o alojamiento de estos establecimientos, frente a la '*taberna medicae*' de la Roma Imperial que nos describe Galeno donde apenas se prestaba atención ambulatoria.

A pesar de que, dependiendo de la población que atendieran estas instituciones recibían denominaciones distintas: *ptochia* para los pobres, *gerontochia* para los ancianos, *xenodochia* para los extranjeros, *bephotrophia* para los expósitos, *orphanotrophia* para los huérfanos y *nosocomia* para los enfermos, la caída del Imperio Romano y las peculiaridades de cada lugar desdibujarían estas diferencias teóricas pudiendo englobarse la mayor parte de ellas bajo la categoría de los **hospicios** y albergues.

La orden benedictina se extendió por la Europa occidental, dotando a cada monasterio de un jardín botánico, biblioteca y enfermería, y es que el capítulo 53 de la regla benedictina rezaba que: "A todos los huéspedes que se presenten en el monasterio ha de acogérseles como a Cristo, porque él era peregrino".

Mientras tanto, en Oriente, los cristianos nestorianos abandonan Edesa y el Hospital erigido por San Efrén, marchando a Gundishapur (Persia sasánida) donde junto con los médicos y filósofos griegos, instituyeron un nuevo hospital que serviría de modelo para los de Bagdad (s. X), Damasco y El Cairo, donde existían pabellones independientes para las diversas enfermedades y con secciones separadas para los convalecientes dentro de los pabellones. En el famoso hospital de Bagdad habría trabajado Rhazes, el primero en recoger el uso del alcohol para limpiar las heridas. **Se podría decir que fue el inicio de los aislamientos infecciosos.**

Mientras tanto, en la Europa occidental empezaba a surgir un modelo de hospital, alejado del modelo monacal, cuyo mejor reflejo fue el Hôtel Dieu de París del siglo XIII. Disponía de cuatro enormes salas para pacientes en distintos estadios de la enfermedad, más una maternidad, cada cama estaba dotada de cortinas para dotarlo de cierta intimidad, pero lo que en realidad ocurría era que contribuían a expandir la infección dado que las telas nunca eran lavadas e impedían la libre circulación del aire.

Contrariamente a lo que la imagen del pudor medieval pudieran hacernos creer, parece que los pacientes permanecían semidesnudos con turbantes de lino, en las camas. Se disponía de agua caliente para el baño terapéutico de los pacientes y el hospital tenía una lavandería (una especie de sótano abierto sobre el Sena) donde las monjas al menos lavaban las sábanas de lino en las aguas del rio.

Fuera, en enfermerías monacales o en hospitales catedralicios, podemos comprobar como la higiene de los establecimientos y la asepsia en los cuidados o intervenciones, brillaba por su ausencia.

A pesar de que los textos de Hipócrates recogían ya la utilización del vinagre para irrigar y limpiar las heridas abiertas, o los de Galeno la práctica de hervir el instrumental quirúrgico antes de atender a los Gladiadores, durante la Edad Media la tesis del 'pus laudable' dominó la práctica médica. Según esta, la formación del pus era un paso previo imprescindible para la curación y cicatrización de las heridas, de forma que solían utilizarse todo tipo de ungüentos y aceites (hirviendo) que lo favorecieran. El pus no era considerado todavía signo de infección, sino de sanación.

2.3 EDAD MEDIA: ESCUELA DE SALERNO FRENTE A LA ESCUELA DE BOLONIA

En el siglo XI se introdujeron textos médicos clásicos arabizados a través de la denominada Escuela de Salerno.

Gracias al tratado de *Cyrurgia* de **Teodorico de Bolonia** (1206-1298), sabemos que fue uno de los primeros cirujanos en abogar por la limpieza de las heridas con vino caliente, la sutura precoz y el vendaje de las mismas con vendas "limpiadas" en vino que se debían cambiar cada tres días.

A pesar de la victoria de las tesis de la supuración o curación por segunda intención, a finales del siglo XV empezaron a extenderse interesantes ideas.

El cirujano germano **Heinrich von Ptolspeund** (1460) destacó la importancia de que el cirujano utilizará vendajes blancos limpios y de **lavarse las manos** antes de tratar a nadie: "El cirujano debe vendar la herida con paños blancos limpios, porque si no están limpios, causará daño. También debe lavarse las manos antes de tratar a alguien."

De la mano de otro cirujano alemán, **Caspar Stromayr** (XVI), pasamos al Renacimiento para comprobar que se empezaban a tomar algunas precauciones para la prevención de la infección quirúrgica. En su obra *Practica Copiosa*, aconsejaba la realización de las intervenciones quirúrgicas en salas limpias, separadas y bien iluminadas y ventiladas. Además, apostaba por el baño de los pacientes y el cambio de ropas antes de éstas, así como el rasurado de la zona a intervenir, lo que demuestra que, lejos de la opresión académica, cierto empirismo y sentido común frente a los autores clásicos empezaba a brotar.

De mano de otro cirujano autodidacta, **Ambroise Paré** (1510 – 1590), vendrá uno de los principales ataques a la teoría de la curación por segunda intención. Y es que el Renacimiento trajo importantes avances en el campo de la cirugía, fruto de las nuevas armas y los abundantes enfrentamientos bélicos. De esta forma, al debate sobre la supuración se le añadieron las peculiaridades de las heridas contusas por arma de fuego, que en muchos casos se consideraban envenenadas por la pólvora y que por lo tanto precisaban de ser cauterizadas con hierro candente o aceite de sauco hirviendo.

 Inmaculada Salcedo Leal I Mª Jesús Romero Muñoz I Rafael Ruiz Montero I Adrián Hugo Aguinagalde

En 1536 Paré servía como cirujano en el ejército francés en la batalla de **Vilaine**, cuando, tras atender innumerables heridos por arma de fuego, éste se quedó sin el citado aceite. De forma que, con los heridos que restaban, recurrió a un bálsamo a base de yema de huevo, agua de rosas y trementina. Se narra en sus obras cómo no pudo conciliar el sueño aquella noche debido a no haber podido administrar el tratamiento prescrito por los grandes de la medicina (como **Jean de Vigo**). Pero al día siguiente pudo comprobar como aquellos que habían recibido aquel bálsamo que había aprendido de un cirujano de Turín conservaban la salud frente a los que habían recibido el aceite hirviendo, que sufrían de grandes dolores, fiebre e hinchazón.

Avanzamos con cirujanos como **Paracelso**, Paré, Daza Chacón y Bartolomé Hidalgo Agüero (1594). Este último cirujano, de origen español, destaca por haber comparado estadísticamente los casos donde probó su técnica del tratamiento seco y además fue de los más tempranos iniciadores de la estadística médica. Sus métodos se explican en los 51 "Avisos" de su primer y principal tratado médico.

2.3.1 Fiebres hospitalarias e infecciones cruzadas

A pesar de estos avances y que se hicieron puntuales intentos de garantizar ciertas condiciones higiénicas (camas individuales, limpias y templadas) en los hospitales de nueva planta (Enfermería de Edimburgo), sabemos por **Diderot** que las condiciones de asepsia de los grandes hospitales dejaban mucho que desear.

> "El más grande, el más espacioso, el más rico y el más aterrador de todos los hospitales (...) Imagina a todo tipo de pacientes, a veces empacados tres, cuatro, cinco o seis en una cama, el vivir junto a los muertos y moribundos, el aire contaminado por esta masa de cuerpos enfermos, pasando los gérmenes pestilentes de sus afecciones de uno a otro, y el espectáculo de sufrimiento y de agonía en cada uno de ellos".

Y es que aún no se conocía la relación entre estas y la mortalidad hospitalaria. Conceptos como el contagio de las enfermedades empezaban a difundirse (Fracastoro), pero seguía dominando la teoría de los humores que posteriormente evolucionaría a la de los miasmas (malos olores que provocaban las enfermedades).

Resulta curioso cómo los intentos por prevenir estos miasmas conducirían a medidas empíricamente preventivas de las infecciones hospitalarias mucho antes de la aparición de la teoría microbiana de las enfermedades infecciosas

Serían una serie de científicos y médicos escoceses quienes iniciarían el estudio científico de la **infección cruzada hospitalaria** y el impulso de las reformas hospitalarias en la primera mitad del siglo XVIII.

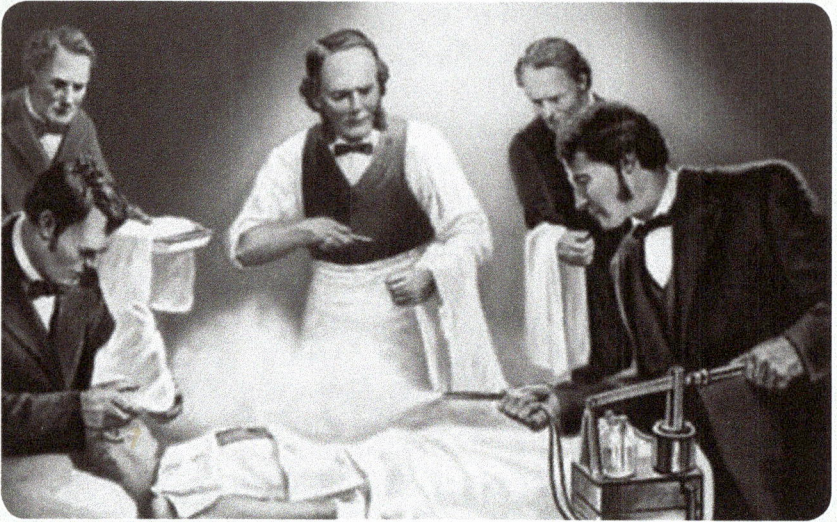

Ilustración. 1

Fiebre hospitalaria, fiebre puerperal y gangrena quirúrgica.

A este respecto, destaca la obra del casi desconocido **John Pringle** que en 1740 realizó importantes observaciones sobre las infecciones adquiridas en los hospitales de la armada. En concreto, sus esfuerzos se dirigieron a mejorar la salud de las fuerzas expedicionarias, introduciendo para ello importantes reformas dirigidas a evitar la superpoblación y falta de ventilación que causaba la corrupción del aire.

El brote de tifus en las prisiones, conocido como fiebres penitenciarias de 1750 que afectó a Lord Mayor, jueces, muchos miembros del jurado y otros miembros de la corte, le permitió comprobar que la 'fiebre manchada hospitalaria' era la misma entidad que la 'fiebre de prisiones', 'fiebre de campamentos' y 'fiebre de los buques', es decir, el **tifus exantemático** que es transmitido por el piojo humano.

Su obra *'Observations on the Diseases of the Army'* (1752) no solo resultó revolucionaria por consagrar que los hospitales se encontraban "entre las principales causas de enfermedad y muerte en la armada", sino que recogió por primera vez el término **'antiséptico'** en la literatura médica moderna (130 años antes que los experimentos de Koch), se decantó por el 'contagio animado' (teoría del germen) frente a las de las miasmas como mecanismo de extensión de la infección en los hospitales y estableció que la alta mortalidad de la sarna entre los soldados no se debía a los cambios de aire o dieta, sino a que la infección era propagada por unos pocos, siendo los hospitales los lugares entre todos donde con mayor facilidad ocurría el contagio al admitir todo tipo de pacientes.

Inmaculada Salcedo Leal I Mª Jesús Romero Muñoz I Rafael Ruiz Montero I Adrián Hugo Aguinagalde

Siguiendo esta línea, el médico de Edimburgo **James Lind** (1745 – 1790), reformador de los hospitales navales, impulsaría la creación de alas o pabellones de aislamiento para reducir la infección cruzada y estableció estrictas normas de desinfección de las ropas y otros fómites, así como la destrucción de los parásitos y la filtración del agua.

A finales del siglo XVIII, se empezó a establecer la relación entre las condiciones higiénicas de las cirugías y las infecciones, como muestra **Alanson** en su libro *"On Amputations"* donde advierte al cirujano del incremento del riesgo de sepsis de las heridas en los hospitales urbanos sobresaturados.

El informe de Tenon (1788) impulsó algunos cambios. En 1795 el Consejo Francés de la Salud realizó unas instrucciones dirigidas a prevenir la infección con normas para mantener la salubridad y purificar el aire de los pabellones de los hospitales, con interesantes métodos para la desinfección de ciertos artículos usados en los hospitales.

2.3.2. Fiebre puerperal

Más allá de estas aportaciones sobre la infección en las alas médicas y quirúrgicas, algunas de las principales aportaciones sobre la infección cruzada vendrían desde el campo de la obstetricia. Mientras que hasta la Revolución Industrial el parto solía realizarse en el hogar, el hacinamiento en las nuevas grandes urbes y la creación de casas y pabellones de la maternidad propició el estallido de grandes epidemias de fiebre puerperal clásica en los hospitales. En ese sentido, fueron los profesores escoceses **Francis Home** y **Thomas Young,** los primeros en considerar la fiebre puerperal como una enfermedad contagiosa.

Se creía que la forma de contagio de esta enfermedad era el aire y no el contacto directo con las manos o con las gotitas infectadas emitidas desde la nasofaringe de los médicos y enfermeras. Aunque hay que reseñar que resultó preclaro a la hora de intuir la relación entre la erisipela quirúrgica y la fiebre puerperal, que tienen como agente patógeno el *Streptococcus pyogenes*.

A pesar de ello fue **Alexander Gordon** (1760 – 1795) fue quien estableció la naturaleza infecciosa de la fiebre puerperal y su transmisión a través de las manos y ropajes de los sanitarios, proponiendo frente a quienes recomendaban la fumigación o la buena ventilación para evitar el contagio, la higiene de las enfermeras y médicos que hubieran atendido un caso de fiebre puerperal, así como la desinfección de sus ropas antes de volver a ponérselas y la destrucción de las ropas de cama de la enferma.

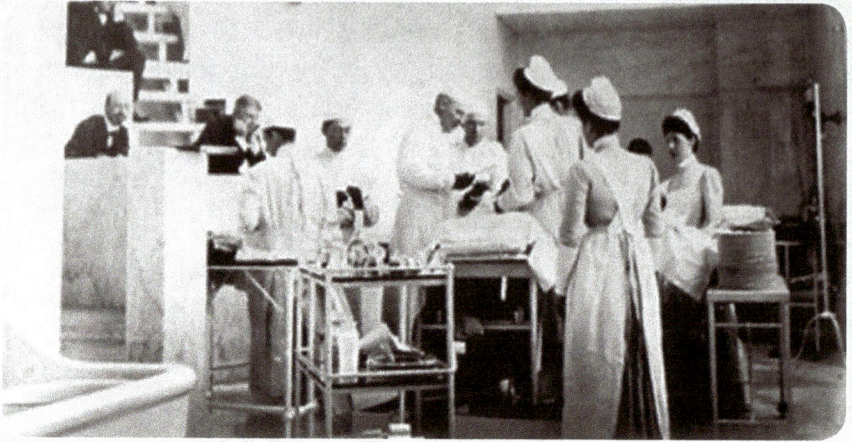

Su honestidad al señalar a quienes a los asistentes y profesionales que habían extendido la infección le obligó a dejar Aberdeen y a enrolarse como cirujano naval, perdiendo la vida poco después.

A la lista de médicos malogrados por sus descubrimientos se sumaría austrohúngaro **Ignaz Semmelweis** (1818-1865) quien, además de deducir la existencia de cierta materia cadavérica que los estudiantes y matronas transportaban a través de sus manos, demostró a través de medidas preventivas que este contagio se podía evitar.

De esta forma, en 1847, introdujo en el Hospital de Viena estrictas medidas higiene que comprendían el lavado de manos con agua caliente, jabón y cepillo de uñas, para posteriormente sumergirlas en una solución de agua clorada. Gracias a ello consiguió descender la mortalidad postparto de un 12,11% (1842) a un 1,28% (1848).

Pero, a pesar de estos logros, el que se señalara a los propios médicos y parteras como causa de la muerte de sus pacientes no fue bien recibido, llegando a prohibirse estas medidas higiénicas y siendo sustituido en el cargo por Braun, quien achacaba el problema a la falta de ventilación. Tras ser despedido, dejó la clínica y se hizo cargo de la Cátedra de Obstetricia Teórica y Práctica en la Universidad de Pest (Hungría), pero tuvo que ser ingresado en un sanatorio de Viene en julio 1865, víctima de un deterioro intelectual progresivo y episodios de psicosis. En apenas unos meses, el 13 de agosto, a los 47 años falleció víctima de la gangrena y sepsis que desarrolló a raíz de una herida en su dedo corazón derecho, probablemente originada en alguna intervención. Su única obra fue *"Etiología, concepto y profilaxis de la fiebre puerperal"* fue publicada en 1861.

A pesar de estos avances, y otros tantos más, no fue hasta que propio **Pasteur**, impulsor de la teoría microbiana de la enfermedad, defendió sus tesis en 1879 en una sesión de la Academia Francesa de las Ciencias, interrumpiendo al conferenciante que disertaba sobre las posibles causas de la fiebre puerperal que achacaba a unas misteriosas miasmas: "nada de eso explica la fiebre puerperal: son la enfermera y el médico quienes llevan los microbios de una persona infectada a otra sana".

La era antibiótica marcó un antes y un después en las infecciones.

2.3.3. Fiebre y gangrena quirúrgica

El cirujano francés **Alexandre François Ollivier,** en 1810, durante las campañas napoleónicas en la península, experimentó con las 'infecciones gangrenosas' que en aquel entonces se denominaban "gangrena o podredumbre de los hospitales", inoculándose a sí mismo tal podredumbre extraída de tejido muscular afectado con la gangrena.

No solo fue capaz de reproducir el cuadro, sino que la infección se extendió con rapidez y solo la pudo detener cauterizando la herida. En un segundo intento mezcló dicho material infeccioso con alcanfor antes de inoculárselo, sin reproducir los síntomas. Su obra, publicada en 1822, recogía aspectos relativos a la estricta limpieza de la ropa del cirujano y paciente, las manos del cirujano y su instrumental, así como la habitación, cama, sábanas y ropajes.

Especialmente insistió en la no utilización reiterada y repetitiva de la misma ropa entre distintos pacientes pues esta se "impregnaba de miasmas sépticas".

El importante cirujano escocés **James Young Simpson** (1811 – 1870) que pasaría a la historia por demostrar y difundir el efecto anestésico del cloroformo, sospechaba cierta semejanza entre el mecanismo de transmisión de la fiebre quirúrgica y la fiebre puerperal que conocía bien como ginecólogo.

De sus trabajos epidemiológicos dedujo dos importantes aspectos: que los pacientes debían ser operados lo antes posible desde su admisión en el hospital para evitar la exposición del aire viciado del hospital; así como la utilización de soluciones antisépticas ácidas, cloradas u otras en las heridas frescas para la profilaxis de la fiebre quirúrgica. También estableció que el tamaño y grado de abarrotamiento del hospital era proporcional a la mortalidad quirúrgica.

Joseph Lister (1827 – 1912) conoció los métodos propuestos por Pasteur para eliminar los microorganismos responsables de las infecciones: filtración, exposición al calor y a las soluciones químicas. Descartadas las primeras dos por su riesgo

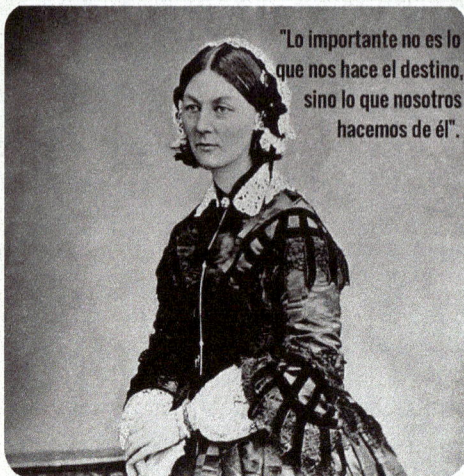

"Lo importante no es lo que nos hace el destino, sino lo que nosotros hacemos de él".

Florence Nightingale, enfermera, escritora y estadística británica

para los pacientes, desarrolló una solución de ácido carbólico o fénico (que sabía que se utilizaba para prevenir la putrefacción) que aerosolizó sobre el instrumental, la incisión y la ropa quirúrgica, consiguiendo disminuir la incidencia de casos de gangrena.

Pero no se limitó a ello. En 1865 utilizó esta solución sobre la herida de un niño de 7 años que había sufrido una fractura abierta en la pierna al ser atropellado, cubriéndola con compresas fenicadas y tratando la herida con pomadas que llevaban dicho ácido. Seis semanas después, no solo no había habido infección purulenta, sino que la fractura había consolidado correctamente.

La acumulación de conocimiento tuvo su primera cristalización con Joseph Lister, y en la segunda mitad del siglo XIX, los principios de la cirugía antiséptica y luego aséptica fueron difundidos por los seguidores de Lister y las ideas de Simpson sobre la reforma hospitalaria fueron ganando paulatina aceptación mientras al mismo tiempo el estudio etiológico de las infecciones hospitalarias dio importantes pasos hacia delante con los nuevos descubrimientos bacteriológicos de mano de **Alexander Ogston** quien entre 1879 – 1881 clasificó los principales cocos piógenicos, es decir, causantes de la supuración de las heridas, como los estreptococos y los estafilococos.

La demostración de las formas indirectas de infección cruzada vendrían de mano de los trabajos microbiológicos de **Nepveu**, **Cornet** y **Flügge** quienes establecerían los principios de la transmisión de la tuberculosis a través del aire, así como la importancia del polvo y las gotitas del tracto respiratorio como vehículos de las infecciones aéreas.

Con no pocas dificultades, el siglo XX daría comienzo a una nueva era en el control de la infección asentándose sobre los descubrimientos realizados por la bacteriología y la medicina preventiva sobre la transmisión de las infecciones hospitalarias a través del contacto directo, las gotitas respiratorias y la vía aérea, hasta alcanzar la madurez tras la segunda guerra mundial.

Inmaculada Salcedo Leal I Mª Jesús Romero Muñoz I Rafael Ruiz Montero I Adrián Hugo Aguinagalde

A finales del siglo XIX, los avances en la bacteriología de mano de **Koch** y **Pasteur**, las técnicas de antisepsia, así como los éxitos de los reformadores hospitalarios como **Florence Nightingale** (conocida como el ángel de pureza y la limpieza), fue el nacimiento del hospital moderno tal y como lo entendemos actualmente. Florence además comenzó a sacar estadísticas de pacientes con infecciones como se ve en la tabla siguiente.

Tabla 1

Mortalidad materna por fiebre puerperal en los principales hospitales de París (1861 – 1863)

Hospital	Num. Fallecimientos / 1000		
	1861	**1862**	**1863**
Hôtel Dieu	43.5	35.8	26.7
Pitié	72.6	45.4	44.1
Charité	154.2	62.9	66.4
St Antoine	71.4	61	63.4
Necker	29.9	52.6	38.8
Cochin	142.9	41.6	73.5
Beaujon	43.5	38.9	19.2
Lariboisiére	69.1	34.3	31
St Louis	58.6	79.5	23
Lourcine	24.4	22.2	27.9
Cliniques	75.4	79.5	30.6
Maison d'Accouchements	99.8	63.5	130.1
Media	**95.1**	**69.7**	**70.3**

Fuente: Statistique Medicale des Hôpitaux (1863). F. Nightingale

2.4 BIBLIOGRAFÍA

- Hospital Infection: From Miasmas to MRSA. Graham A. J. Ayliffe, Mary P. English. Cambridge University Press, 5 jun. 2003.

- Hospital infection: the first 2500 years. Selwyn, Sydney. Journal of Hospital Infection, 1991. Volume 18 , 5 – 64.

- Infection control through the ages. Smith PW, Watkins K, Hewlett A. Am J Infect Control. 2012 Feb;40(1):35-42.

- A brief history of infection control - past and present. Forder AA. S Afr Med J. 2007 Nov;97(11 Pt 3):1161-4.

- Palma Rodríguez I, P. Palma Carazo. La obra de Caspar Stromayr en la historia de la cirugía de la hernia. Seminario médico, ISSN 0488-2571, Vol. 45, n.º. 2, 1993, pags. 12-20.

- Great Ideas in the History of Surgery. Leo M. Zimmerman, Ilza Veith. Norman Publishing, 1993.

Inmaculada Salcedo Leal I Mª Jesús Romero Muñoz I Rafael Ruiz Montero I Adrián Hugo Aguinagalde

CAPÍTULO 3

¿QUÉ PASABA CUANDO NO SE TOMABAN MEDIDAS?

CAPÍTULO 3

¿QUÉ PASABA CUANDO NO SE TOMABAN MEDIDAS?

Tal y como hemos mencionado previamente, la historia de los hospitales está intrínsecamente unida a la de las propias infecciones hospitalarias.

El hacinamiento de multitud de pacientes en una misma sala, con pacientes con enfermedades infecciosas, convertía a la peste, difteria o viruela en los habituales verdugos de los hospitales.

La utilización de jergones de paja, compartidos con hasta 6 personas en ocasiones, facilitaba la transmisión de piojos y pulgas, transmisores del tifus y otras tantas enfermedades. No exageran por lo tanto quienes estiman cifras de un **90% de casos de infección hospitalaria** entre quienes pisaban estos recintos con una mortalidad del 40-70%.

Y no digamos ya entre quienes se atrevían a enfrentarse a una intervención quirúrgica. La inexistencia de antisépticos y de las más básicas medidas higiene (los barberos solían intervenir en la propia cama del paciente), así como la costumbre de cauterizar (introducir un hierro candente en las heridas hasta llegar al hueso) las heridas causaban un **60 – 80% de casos de "gangrena hospitalaria".**

Las escasas medidas que se aplicaban en esta época para combatir estas epidemias era la colocación de esponjas empapadas en vinagre en el rostro con el fin combatir los miasmas que se creían el origen de todos los males.

No resulta de extrañar, por lo tanto, que los hospitales de la época, más que centros sanitarios a los que acudir cuando uno se encontraba enfermo, se considerara lugares donde dar cobijo a los más desfavorecidos y peregrinos y cierta asistencia y consuelo a los moribundos en sus últimos momentos.

En aquellos tiempos, resultaba habitual que los cirujanos-barberos comieran mientras realizaban intervenciones, afeitados y cortes de pelo, y el delantal de cuero que utilizaban solo tenía como fin proteger sus ropas.

Las salpicaduras resecas de sangre y pus eran habituales, así como llevar atadas cuerdas hechas de vísceras animales que eran utilizadas para la realización de torniquetes. La utilización de guantes en las intervenciones e incluso la sutura de las heridas era una práctica poco habitual (y más dirigida a la autoprotección), considerándose aun la exposición al aire libre y supuración la mejor forma de curarlas.

Se ha estimado que la tasa de infección hospitalaria habría superado al 60% de los pacientes que ingresaban y el porcentaje de fallecimientos asociados a la hospitalización oscilaría entre el 10- 40% dependiendo del momento del año.

Gráfico 1
Mortalidad (%) por fiebre puerperal del Hospital General de Viena (1833-1858)

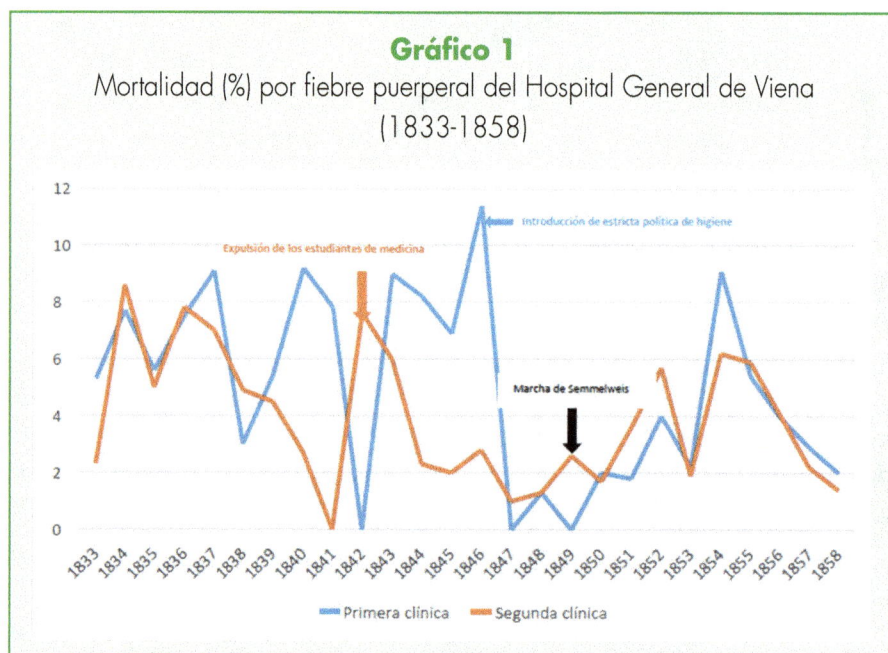

Tabla 1
Mortalidad por cada 1000 nacimientos en las maternidades británica (S. XVIII)

Periodo	Mortalidad media %	Año de mayor mort.	Mortalidad %
1749 - 1758	23.8	1754	36.8
1759 – 1768	20.3	1760	59.9
1769 – 1778	18.8	1770	59.1
1779 – 1788	16.6	1781	26.4
1789 - 1798	3.4	1790	11.1

Fuente: *Puerperal Fever in Eighteenth-Century Britain*. M DeLacy. Bull Hist Med 63 (4), 521-556. Winter 1989.

Tabla 2

Mortalidad (%) por Fiebre Puerperal en el Hospital General de Viena
(1833-1858)

AÑO	Primera clínica (%)	Segunda clínica (%)
1833	5.3	2.3
1834	7.7	8.6
1835	5.6	5.0
1836	7.5	7.8
1837	9.1	7.0
1838	3.0	4.9
1839	5.4	4.5
1840	9.2	2.7
1841	7.8	3.5
1842	15.8	7.6
1843	9.0	6.0
1844	8.2	2.3
1845	6.9	2.0
1846	11.4	2.8
1847	5.0	1.0
1848	1.3	1.3
1849	2.7	2.6
1850	2.0	1.7
1851	1.8	3.6
1852	4.0	5.7
1853	2.2	1.9
1854	9.1	6.2
1855	5.4	5.9
1856	4.0	4.1
1857	2.9	2.2
1858	2.0	1.4

3.1 EDAD CONTEMPORÁNEA

Tabla 3

Hospital	Mortalidad postoperatoria	
Enfermería Real de Edimburgo	1740	8%
Enfermería Real de Edimburgo	1860	43%
Hôtel-Dieu de París	1860	62%
Principales hospitales de Londres	1860	35 – 50 %
Hospitales provinciales y comarcales pequeños	1860	20 – 30%
Intervenciones realizadas según las prácticas rurales (normalmente, en la mesa de cocina del paciente)	1860	c. 10 %

La introducción del concepto de asepsia quirúrgica de **Joseph Lister** permitió disminuir la mortalidad post-amputación del 45% al 15% con medidas tan sencillas como el lavado de manos preoperatorio y apósitos desinfectantes que debían permanecer limpios y cubriendo las heridas para prevenir la infección.

Y aunque la tasa de mortalidad post-amputación se mantuvo elevada (superior al 50% en muchos casos), poco a poco los cirujanos dejaron de operar vestidos de calle, para empezar a utilizar batas, mascarillas y guantes de goma o caucho siendo el ejemplo de **William Halsted** (1852-1922), consiguiendo que solo una cuarta parte (25%) fallecieran víctimas de las infecciones.

Hay que destacar el trabajo de **Semmelweis** en pro de la utilización de soluciones cloradas para el lavado de manos que consiguió disminuir los casos de fiebre puerperal del 18% al 2%, así como el gran impacto en la opinión pública de **Nightingale** quien con su labor por mantener la higiene y salubridad de los hospitales de campaña redujo el número de casos de fiebre hospitalaria (tifus) y la consecuente **mortalidad del 42% al 2%.** La utilización de sprays de ácido carbólico, junto con la limpieza de los quirófanos con bicloruro de mercurio entre cada intervención y la esterilización a través del calor de los apósitos quirúrgicos disminuyó en muchos centros la tasa de **infección quirúrgica al 15%.**

Tabla 4

Infección quirúrgica en los principales estudios de EE.UU. y Canadá (S. XX)

Estudios	Núm. intervenciones	Tasa de infección %		
		Cirugía limpia	Limpia contaminada	Contaminada
NRC (1960)	15613	5.1	10.8	16.3
Cruse y Ford (1967 - 1977)	62939	1.5	7.7	15.2
National Nosocomial Study (1975 – 1976)	84691	2.1	3.3	6.4

Fuente: Hospital Infection: From Miasmas to MRSA. Graham A. J. Ayliffe, Mary P. English

Inmaculada Salcedo Leal I Mª Jesús Romero Muñoz I Rafael Ruiz Montero I Adrián Hugo Aguinagalde

Tabla 5

Tasas de infección de herida quirúrgica por tipo en Inglaterra y Gales (1960)

Intervención:	Casos	Incidencia de infección (%)
Vesícula biliar	247	20.6
Mama	188	15.4
Estómago	240	8.7
Hernias	437	7.3
Tiroides	550	6.7
Apendicitis	58	43.1

Los hospitales empezaron a parecerse a lo que hoy en día conocemos como tales. Las paredes de maderas pintada o empapelada se sustituyeron por azulejos más fáciles de limpiar y se instituyó del lavado o baño previo obligatorio a ser ingresado en el hospital (no sin pocos debates), consiguiendo que en muchos hospitales londinenses la mortalidad por ingreso hospitalario se acercara al 10 %.

A pesar de que en esta época se conoció la transmisión de múltiples enfermedades infecciosas a través de las conocidas como gotitas de **Fluggë** y que se generalizó la creación de hospitales para estas enfermedades, el escaso uso de los aislamientos permitía que la adquisición de la tuberculosis, gripe y tos ferina fuera habitual en los hospitales, junto con la disentería y fiebres tifoideas en ciertas épocas del año. En esa época pre antibiótica el tratamiento de la tuberculosis era quirúrgico por distintos procedimientos, como provocar un neumotórax, toracoplastia, etc.

3.2 LA ERA POST SEGUNDA GUERRA MUNDIAL

El descubrimiento y generalización de los antibióticos, así como las medidas de salud pública consiguieron disminuir de forma espectacular el número de fallecidos por enfermedades infecciosas y con ello también las muertes por infecciones hospitalarias. La enfermedad estreptocócica causada por el *Streptococcus*, tan habitual en los hospitales, encontró su gran enemigo en la penicilina descubierta por **Fleming**.

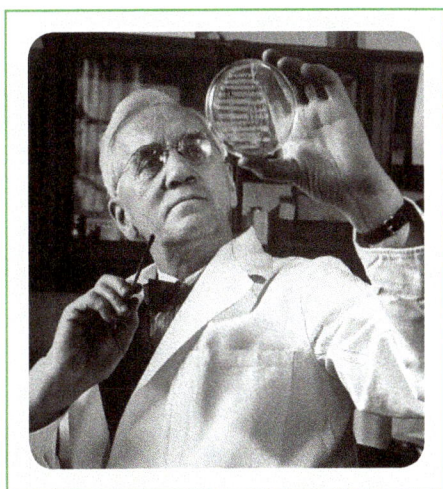

La generalización de las pruebas de Mantoux permitió comprobar la positivización del 30 – 100% de las estudiantes de enfermería y enfermeras previamente negativas, desarrollando el 10 – 23% tuberculosis clínica.

Debido a esto, la creación de sanatorios específicos, especialmente bien ventilados, los aislamientos de los casos sospechosos y la introducción del cribado hospitalario con radiografías de tórax se hizo imprescindible.

La vigilancia de la infección hospitalaria se empezaría a convertir en una tarea intrínseca de los hospitales modernos. La constatación de la presencia de bacterias patógenas en el polvo obligaría a cambiar las técnicas de limpieza y manipulación de las sábanas y ropas de cama, y debido a los brotes hospitalarios de viruela, tuberculosis y polio, las cuarentenas y aislamientos se reforzaron y se reconoció el aislamiento en cohortes como herramienta útil para contener los brotes hospitalarios.

Estas medidas preventivas dieron sus frutos y las tasas de infección hospitalaria y de herida quirúrgica en cirugías limpias se situaron en el 10% y 5% respectivamente, lo cual sumado a los éxitos en la antibioterapia y nuevas vacunas, proyectaba un futuro esperanzador en el control de las infecciones tanto dentro como fuera de los hospitales.

3.3 NUEVAS AMENAZAS. EL AVANCE DE LA TECNOLOGÍA INVASIVA Y LAS RESISTENCIAS A LOS ANTIBIÓTICOS

Los avances terapéuticos convertirían en habituales el uso de catéteres, vías y otros dispositivos invasivos, facilitando los casos de infecciones por microorganismos oportunistas en pacientes cada vez más frágiles, que sin esas vías de acceso difícilmente podrían causar infecciones.

INTERVENCIÓN CON INSTRUMENTAL QUIRÚRGICO INVASIVO

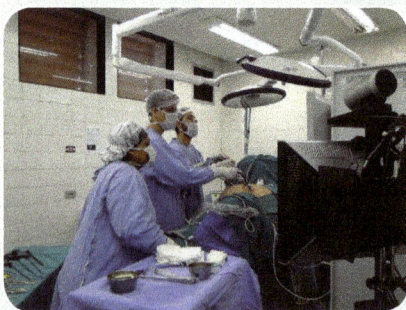

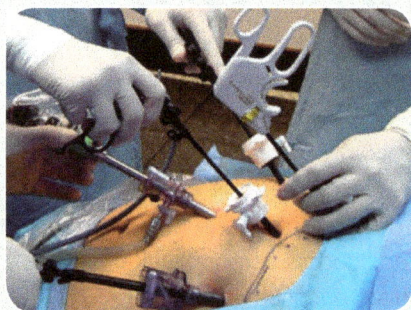

Inmaculada Salcedo Leal I Mª Jesús Romero Muñoz I Rafael Ruiz Montero I Adrián Hugo Aguinagalde

Además, el uso generalizado de las penicilinas provocaría, a partir de los años 50, la sustitución de gérmenes más comunes en otros más agresivos, por ejemplo el desplazamiento del *Streptococcus pyogenes* por el *Staphylococcus aureus*, causando epidemias hospitalarias de infecciones de la piel, forúnculos, neumonías y hasta enterocolitis estafilocócicas.

El descubrimiento de este microorganismo resistente a aquellos primeros antibióticos (conocido como SARM o MRSA) en la piel y fosas nasales de trabajadores sanitarios, que actuaban como portadores asintomáticos e inconscientes del mismo, supondría un duro golpe contra las políticas de control de la infección desarrolladas hasta entonces.

Los brotes de síndrome de piel escaldada por estafilococo en Unidades de Neonatología y de sepsis en áreas quirúrgicas causaron una gran alarma, teniendo que recurrirse al aislamiento de los pacientes afectados y portadores, a extremar las medidas de higiene y a los cribados de los nuevos ingresos y de los trabajadores ante la sospecha de portadores antes del descubrimiento de la utilidad de la mupirocina como tratamiento erradicador.

A la creciente preocupación por el Staphilococus Aureus meticilin-resistente (SARM), pronto se sumaría una nueva clase de bacterias, los conocidos como Bacilos Gram Negativos que, debido a la agregación de pacientes inmunocomprometidos típica de los hospitales actuales, y sumado a su innata resistencia a los antibióticos y antisépticos, así como a la capacidad para sobrevivir en condiciones ambientales adversas, se convertirían en los nuevos quebraderos de cabeza de los servicios de Medicina Preventiva.

Nombres como *Escherichia coli*, *Klebsiella pneumoniae*, *Pseudomonas aeruginosa* o *Proteus mirabillis* se convertirían en habituales, hasta hoy en día, debido, en parte, al uso desmedido de la profilaxis antibiótica.

Frente a la agresividad de ciertos patógenos, lo que influye de manera decisiva es la situación del paciente y sus factores de riesgo.

Tabla 4

Esquema de la historia de los agentes causales de infección hospitalaria:

Hasta 1800: fiebres hospitalarias (tifus, rickettsia, piojo corporal), disentería (*Shigella*), sarna (*Sarcoptes scabiei*).

1750 – 1950: fiebre puerperal (*Streptococcus pyogenes*), fiebre quirúrgica, erisipela, gangrena quirúrgica.

1940 → sepsis estafilocócica (*Staphylococcus aureus*, estafilococo hospitalario)

1955 → infecciones oportunistas (gram negativos, esporas): *Pseudomonas*, enterobacterias (*Klebsiella*, enteritis por *E. coli*), levaduras, Herpesvirus, *Pneumocystis*.

1965 → el estallido del virus de la hepatitis (VHB, antígeno australiano)

1970 → las infecciones por anaerobios (*Bacteroides spp*, etc.), la enfermedad de los legionarios (*Legionella spp*.), las intoxicaciones alimentarias (*Salmonella spp*.).

1981 → Virus de la inmunodeficiencia Humana (VIH) y SIDA y las infecciones oportunistas (Nocardia, micobacterias, cryptosporidium).

Actualidad: la resistencia antibiótica, del Staphilococus Aureus meticilin-resistente (SARM), a las Enterobacterias productoras de Carbapenemasas, (EPC), pasando por las Productoras de betalactamasas (BLEA) y el acinetobacter (tipo de germen frecuente en la Unidades de Cuidados Intensivos).

3.4 BIBLIOGRAFÍA

- Aminov RI. A Brief History of the Antibiotic Era: Lessons Learned and Challenges for the Future. Frontiers in Microbiology. 2010; 1: 134 .doi:10.3389 / fmicb.2010.00134.

- DE MICHELI, Alfredo. En torno a la evolución de los hospitales. Gac. Méd. Méx. 2005, vol.141, n.1, pp.57-62. ISSN 0016-3813.

- García BPR. Evolución del hospital. II encuentro hispanoamericano de historia de las ciencias (1991).

- Gallent M. Historia de los hospitales. Revista d' Història Medieval. 1996; 7:179–191.

- B Ouyang. The Resistance to Antisepsis in the 19th Century: A Briefing on Two European Antisepsis Proponents. University of Toronto Medical Journal 92.

- Carter KC. Semmelweis and his predecessors. Med Hist. 1981 Jan; 25(1):57-72.

CAPÍTULO 4

¿CÓMO SOBREVIVEN LAS BACTERIAS
EN EL MEDIO HOSPITALARIO Y CÓMO
SE HACEN RESISTENTES?

CAPÍTULO 4

¿CÓMO SOBREVIVEN LAS BACTERIAS EN EL MEDIO HOSPITALARIO Y CÓMO SE HACEN RESISTENTES?

A principios del siglo XX, parecía que el triunfo de la reforma hospitalaria y los avances en la asepsia fueran a acabar con la problemática de las infecciones de los hospitales. Al optimismo de ese momento, se sumaría el despegue de la antibioterapia por parte de **Fleming** en 1926, quien demostró la acción efectiva de la penicilina frente al estafilococo. En 1940 se consiguió demostrar su eficacia contra el estreptococo en modelos animales y dos años después en seres humanos y luego alcanzó la producción industrial en 1944, gracias a la labor de **Howard Walter Florey** y **Ernest Boris Chain**.

Por lo tanto, al arsenal de nuevos procedimientos y sustancias desinfectantes y esterilizantes, se sumaban unos antibióticos que no solo servían para combatir las infecciones hospitalarias causadas por los microorganismos más habituales (estafilococo y estreptococo), sino que se podían utilizar la prevención de estas infecciones obstétricas y quirúrgicas.

Pero la penicilina era una sustancia natural generada por los hongos, y ya en 1940 **Chain** había descubierto que había bacterias que eran naturalmente resistentes a ella gracias a una enzima que traería por el camino de la amargura a generaciones de preventivistas y microbiólogos, la penicilinasa.

Esto podría haber supuesto simplemente que se precisaba de otro tipo de antibióticos para *Escherichia coli*, pero en 1944 se empezaron a detectar los primeros casos de *Staphylococcus aureus* resistente a la penicilina, y partiendo de un 14% de infecciones hospitalarias por *S. aureus* resistente en 1946, en apenas dos años se había alcanzado el 59%.

4.1 ¿QUÉ ESTABA OCURRIENDO?

La idea de buscar sustancias químicas que solo dañaran a las bacterias causantes de la infección, enunciada en forma de la *teoría de la bala mágica* de Paul Ehrlich en 1900, tenía un pequeño defecto: las bacterias ya eran resistentes a algunos de los antibióticos que se estaban empezando a comercializar. Millones de años de competencia por el mismo nicho ecológico con los hongos u otras bacterias que producían estas sustancias letales, que el ser humano empezaba a descubrir, imitar y producir en masa, les había llevado a generar mecanismos de resistencia para poder sobrevivir. ¿Qué tipos de mecanismos utilizan? Pues son diversos:

1. Generando **enzimas inactivadoras** del antibiótico, como ocurre con las penicilinas, cefalosporinas o los aminoglucósidos; que son hidrolizadas, es decir, destruidas a través de unas enzimas llamadas betalactamasas entre las que se encuentra la penicilinasa.

2. Alterando la **diana** o la parte de la célula donde el antimicrobiano debe unirse, reduciendo la afinidad química entre ellas o creando nuevas dianas donde que compitan a la hora de unirse con la diana original.

3. Dificultando la **forma de entrada** a través de la pared celular, consiguiendo que se necesite una mayor concentración para poder penetrar al disminuir la permeabilidad de la membrana o generando sistemas de bombeo a través de los cuales expulsar el antibiótico.

¿Pero cómo era posible que esa resistencia se estuviera extendiendo en los hospitales de todo el mundo? ¿Cómo había conseguido pasar de una especie de bacterias a otras?

Se necesitarían décadas de avances en la microbiología para poder dar respuesta a estas preguntas, pero hoy en día sabemos que las bacterias tienen dos formas de adquirir una resistencia:

1. De forma **vertic**al: se produciría una mutación cromosómica en alguna de las múltiples divisiones celulares que sufren las bacterias (500.000 en 10 horas, de una única bacteria inicial, en condiciones ideales) y esta se transmitiría a sus descendientes.

2. De forma horizontal: las bacterias son capaces de transmitir trozos ADN de una bacteria a otra a través de **plásmidos** (partículas circulares que se replican de forma independiente respecto al ADN del cromosoma y se transmiten a través de *pili* sexuales) y de **transposones,** también llamados *genes saltarines*, que se mueven del cromosoma a plásmidos y de un plásmido a otro.

Hemos podido comprobar que las bacterias, al igual que el resto seres vivos, tienen múltiples formas de intentar sobrevivir a las agresiones que les realizamos. ¿Pero cómo sobreviven en los hospitales? Pudiera parecer que entre tantas normas de higiene, desinfectantes y medidas de prevención, las bacterias no pudieran

Inmaculada Salcedo Leal I Mª Jesús Romero Muñoz I Rafael Ruiz Montero I Adrián Hugo Aginagalde

sobrevivir. Sin embargo, aquellas que han sido capaces de adaptarse a estas difíciles condiciones y encontrar sus reservorios, son en gran parte las que actualmente denominamos "superbacterias".

Algunas sencillamente siempre han sido intrínsecamente resistentes a ciertos antibióticos, y capaces de sobrevivir largo tiempo en condiciones desfavorables, como la ausencia de nutrientes y sequedad (como es el caso de los enterococos capaces de sobrevivir durante semanas en el suelo, agua y alimentos). Otros, a pesar de precisar de entornos específicos, como *Pseudomonas*, han encontrado dispositivos y componentes en contacto con la humedad, que actúan como reservorios. A ello debe sumarse la acumulación de casos de patologías raras en la población, como son las fibrosis quísticas, donde:

- Alta presión antibiótica (prescribir los antibióticos en exceso y cada vez más potentes)
- Pacientes inmunocomprometidos (con las defensas bajas)
- Dispositivos invasivos (sondas, catéteres, vías, endoscopios, etc)
- Estancias largas
- Transmisión cruzada (de un paciente a otro)
- Microbiota ya modificada

4.2 UNA CARRERA SIN FRENO

Pasados los primeros años de pánico ante el incremento gradual de la extensión de la resistencia a la penicilina en las bacterias hospitalarias, y espoleados por el rápido desarrollo de la antibioterapia tras la II Guerra Mundial, la estrategia se centró en el desarrollo de nuevos y mejores antibióticos que fueran efectivos contra las bacterias resistentes.

De esta forma se introdujo la **meticilina** en 1959, un antimicrobiano de la familia de la penicilina, pero eficaz contra las bacterias resistentes a ésta. En apenas 2 años aparecieron los primeros casos de *S. aureus* resistente a la meticilina (SARM). Actualmente el 95% de las bacterias de *S. aureus* causantes de infecciones nosocomiales en los hospitales son resistentes a la penicilina y el 30% a la meticilina.

Ante este ciclo sin fin, donde se desarrollaba un nuevo antibiótico y aparecían resistencias que rápidamente se extendían, la industria y la microbiología respondieron diversificando la antibioterapia. De esta forma surgieron nuevos grupos de antibióticos como las **tetraciclinas** (1950), **macrólidos** (1953), **aminoglucósidos**

(1967) y los **glicopéptidos** (1972), y a medidas que afloraban resistencias a los primeros antibióticos, se dirigía la investigación a la búsqueda y diseño de antibióticos de siguiente generación que fueran efectivos frente a las infecciones resistentes a los antibióticos de generaciones previas. Es decir, a medida que se empezaba quemar una generación de antibióticos, la industria intentaba producir una nueva generación, en una estrategia que ejemplificar con la cita de *"!Más madera, es la guerra!"*.

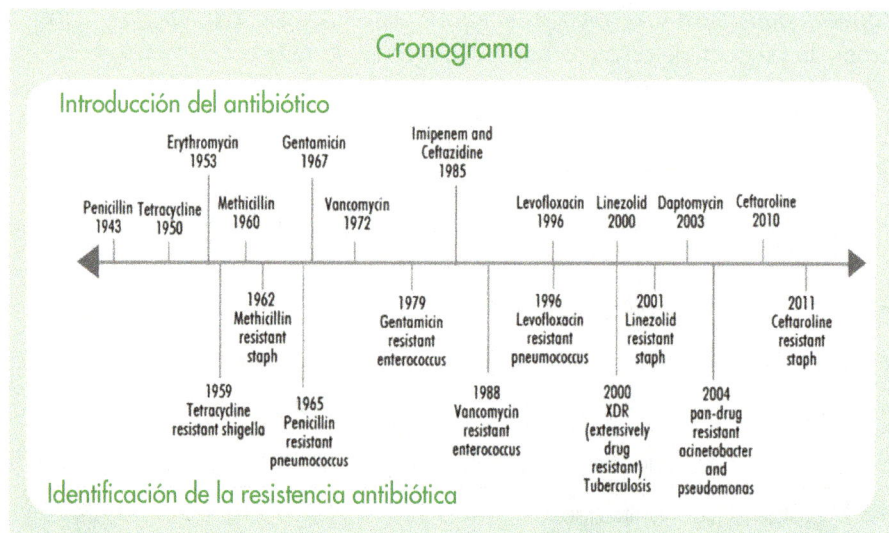

Cronograma

Introducción del antibiótico

Erythromycin 1953	Gentamicin 1967	Imipenem and Ceftazidine 1985

Penicillin 1943 — Tetracycline 1950 — Methicillin 1960 — Vancomycin 1972 — Levofloxacin 1996 — Linezolid 2000 — Daptomycin 2003 — Ceftaroline 2010

1962 Methicillin resistant staph — 1979 Gentamicin resistant enterococcus — 1996 Levofloxacin resistant pneumococcus — 2001 Linezolid resistant staph — 2011 Ceftaroline resistant staph

1959 Tetracycline resistant shigella — 1965 Penicillin resistant pneumococcus — 1988 Vancomycin resistant enterococcus — 2000 XDR (extensively drug resistant) Tuberculosis — 2004 pan-drug resistant acinetobacter and pseudomonas

Identificación de la resistencia antibiótica

4.3 ¿QUÉ FACTORES ESTÁN DETRÁS DE ESTE FENÓMENO?

4.3.1 Presión antibiótica

En este aparente ciclo sin fin hay que entender que existen dos factores estructurales a nivel hospitalario que favorecen enormemente la generación de las resistencias a los antibióticos. Por un lado, la **presión antibiótica** y por otra parte el **complejo ecosistema** que suponen los centros sanitarios en los que interactúan estas bacterias.

Tal y como hemos visto, la **transmisión vertical** de las mutaciones que confieren la resistencia puede permitir que una bacteria transmita a toda su descendencia esta característica genética. Pero en un contexto normal ello no tendría que suponer que fuera esta mutación la que prevaleciera frente a las no mutadas. Es más, podría ser que esta subpoblación terminara extinguiéndose porque este nuevo mecanismo le supusiera metabólicamente algún otro tipo de desventaja evolutiva o coste biológico, como la reducción de la velocidad de crecimiento.

Ilustrémoslo con un ejemplo: es posible que, debido a una mutación, una subpoblación sea más grande que el resto, pero la supervivencia y expansión de dicha característica genética estará sometida a si esta supone o no una ventaja evolutiva, pudiendo ser una desventaja a la hora de esconderse de depredadores o una ventaja a la hora de competir entre sus congéneres. A este fenómeno donde un agente condiciona el éxito evolutivo se le denomina **presión evolutiva**.

El caso de los antibióticos es el mismo. En principio, los microorganismos mutados no tendrían por qué prevalecer entre las bacterias de una misma especie. Sin embargol, salvo que el antibiótico al que son resistentes esté lo suficientemente presente en ese ecosistema como para eliminar a las que son sensibles, terminan reproduciéndose las bacterias resistentes y por lo tanto, la mutación supone una ventaja evolutiva. Por analogía, a la presión selectiva que ejercen los antimicrobianos se le denomina **presión antibiótica**.

Resistencia a los antibióticos

Antes de la selección

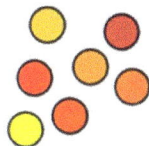

Después de la selección

Población final

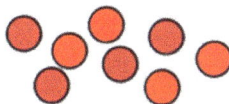

Nivel de resistencia

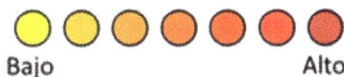

Bajo   Alto

Existe además una versión agravada de este fenómeno llamada **co-selección** que explica porque en los hospitales ante la exposición de ciertos antibióticos como las quinolonas, se seleccionan, es decir, sobreviven cepas que además son resistentes otros antimicrobianos, como por ejemplo, los carbapenémicos. Esto se debe a que entre el material genético que comparten las bacterias no es extraño que haya más de un gen de resistencia.

De esta forma no solo se favorece el que se acumulen resistencias en ciertas bacterias hospitalarias, sino que además se de que una bacteria se seleccione frente a sus compañeras lo cual irá creciendo, donde son frecuentes los tratamientos cortos de distintos grupos de antibióticos. Los gérmenes van "acostumbrándose" al antibiótico y no se afectan por él.

4.3.2 Ecosistema hospitalario

En este sentido, existen pocos lugares donde la presión antibiótica resulte tan elevada como los centros hospitalarios, un *ecosistema o medioambiente complejo* donde **las condiciones ambientales** y los **organismos** vivos se relacionan de múltiples formas y establecen dinámicas de interacción que aún no entendemos del todo.

Para entender el grado de complejidad de un centro sanitario podríamos tomar de ejemplo un hospital terciario, es el que tiene todas las especialidades y es referencia de otros, normalmente con más de 1.000 camas. En él, además de los pacientes, tendríamos sus respectivos acompañantes (2.000), a unos 3.400 trabajadores hospitalarios que pueden llegar hasta 5.000 incluyendo todos los servicios auxiliares (cafetería, limpieza, sustituciones, etc.) y sanitarios internos residentes y unos 225 estudiantes, es decir, al menos un flujo de 7.225 personas que entran y salen diariamente en un recinto donde hay 1.000 enfermos, también en rotación constante.

No existen recintos de características equiparables en otros de sectores, en cuanto al personal fijo, rara vez las grandes plantas industriales se sobrepasan los 2.500 empleados, y por el contrario, en los recintos donde existe un gran número de entradas y salidas, como son las facultades y escuelas universitarias, suele invertirse la proporción y difícilmente se sobrepasan los 3.000 asistentes diarios + 420 trabajadores

Es decir, nuestro pequeño modelo de una bacteria compartiendo con otra de forma individual un gen de penicilinasa deberíamos ubicarlo en un ecosistema en movimiento constante, donde miles de trabajadores y pacientes liberan de media cada uno 37 millones de bacterias por hora en su entorno. Parece evidente que empezamos a movernos en un terreno más inestable que el de la microbiología y epidemiología clásica, por lo tanto.

Debido a estas características, a la hora de analizar el efecto del ambiente hospitalario en la diseminación y adquisición de bacterias multiresistentes tenemos en cuenta principalmente además de la piel y las manos, las **superficies** inertes, el **agua,** los **dispositivos** y el **aire.**

4.3.2.1 Superficies hospitalarias

Clásicamente se ha considerado que los pacientes colonizados o infectados eran la fuente principal de contaminantes de las **superficies** de un hospital. Según este modelo, serían principalmente las superficies de la habitación al alcance de sus manos las que se contaminarían, y a través del personal sanitario y sus dispositivos móviles, podrían transmitirse al resto de superficies del hospital. Es lo que conocemos como entorno del paciente.

En este sentido, tendrían un especial papel las bacterias multiresistentes que son capaces de alcanzar grandes **concentraciones** colonias por cm^2 y la **capacidad** de **persistencia** de las mismas, son también más observadas por resistir a los antibióticos.

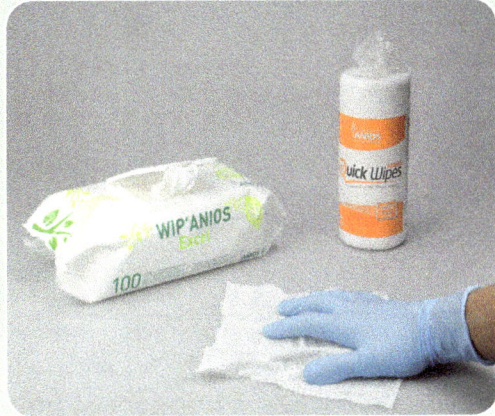

Toallitas desinfectantes para todas las superficies.
Ideal para un uso entre dos pacientes

Por ejemplo, el *Enterococcus* Resistente a Vancomicina (ERV) puede alcanzar 200 unidades formadoras de colonias (UFC) en 1 cm^2 de piel de un paciente colonizado, mientras que lo habitual es que la presencia de patógenos nosocomiales en superficies hospitalarias se encuentre en un rango inferior a 1- 100 ufc/cm^2. Cuando se introducen pacientes colonizados por SARM, estas concentraciones se suelen elevar por encima del rango 15 – 100 ufc/cm^2.

A pesar de ello, hay que tranquilizar y no toda presencia de patógenos multirresistentes en una superficies implica necesariamente un riesgo de transmisión, aunque es verdad que la dosis infectiva necesaria en los microorganismos asociados al ambiente parece ser menor.

Y a pesar de que las concentraciones de ERV en superficies inanimadas suele ser menor que la de los pacientes colonizados, parece que el riesgo de portar este microorganismo multiresistente (MMR) en las manos es muy similar tras entrar en contacto con una superficie y tras tocar la piel de un paciente.

Otro de los factores a tener en cuenta en el medioambiente hospitalario es que la necesidad de sobrevivir en superficies inertes (carentes de humedad) ha favorecido la selección de bacterias multirresistentes con una mayor capacidad de **persistencia**, como el *Acinetobacter baumanii* (en biofilm, 36 días – sin biofilm, 15 días), *Enterococcus* resistente a Vancomina (5 – 30 días), *P. aeuruginosa* (5 semanas), *K. pneumoniae* (2h – 30 meses) o *SARM* (9 – 12 días, superficies de plástico). Este mecanismo es más dependiente del biofilm que de los tratamientos antibióticos.

4.3.2.2 Agua

La existencia de abundantes fuentes de agua en el hospital posibilita que las bacterias oportunistas que son capaces de sobrevivir en los desagües, grifos y baños o en superficies húmedas, generen pequeños ecosistemas gracias a los biofilms donde se multiplica la generación e intercambio de plásmidos entre *Pseudomona aeruginosa*, *Acinetobacter baumanii*, *Stenotrophomona maltophilia*, *Klebsiella pneumoniae* y *Klebsiella oxytoca*.

4.3.2.3 Aire

Contrariamente a lo que pudiera parecer, la capacidad de los gérmenes multirresistentes (MMR) de transmitirse por vía respiratoria desde un paciente infectado o colonizado es escasa. Sería de paciente a paciente por tos, estornudos etc. Los pocos casos descritos en la literatura científica donde se dado una transmisión equiparable a la vía aérea, la diferencia es que las gotas quedan suspendidas en el medio ambiente y es a través de la contaminación de superficies húmedas por parte de un paciente infectado o colonizado que posteriormente se han aerosolizado por sistemas de ventilación o similares.

4.4 DISPOSITIVOS

Si existe una característica única de los hospitales es el número de dispositivos e instrumentos invasivos que se utilizan, pudiendo actuar estos, por sus características intrínsecas, como fómites o utensilios capaces de diseminar gérmenes. Son este sentido especialmente sonados los brotes hospitalarios por *Pseudomonas aeruginosa* multirresistente (y en menor medida, *E. coli* y *Klebsiella pneumoniae*) ocurridos en los años 2013 – 2015 en hospitales de Estados Unidos, Francia, Alemania y Países Bajos, asociados a endoscopios utilizados en exploraciones de vías biliares

4.5 ¿CÓMO SE COMPORTAN LAS BACTERIAS EN UN HOSPITAL?

Los estudios sobre la dinámica de las poblaciones bacterianas en el medio hospitalario nos indican que el principal origen de los microorganismos de los pacientes está en algunos casos en el personal del hospital, de ahí la importancia del cumplimiento de las medidas estándar y las de aislamiento cuando se indiquen. De hecho, tras la apertura de un hospital se pudo comprobar como inicialmente predominan en las superficies (como los controles de enfermería) bacterias propias de las superficies como *Acinetobacter baumanii* y *Pseudomonas aeruginosa* para posteriormente virar hacia Estafilococos y Estreptococos, más propios de la piel y mucosas de los seres humanos.

Inmaculada Salcedo Leal I Mª Jesús Romero Muñoz I Rafael Ruiz Montero I Adrián Hugo Aginagalde

No obstante, los principales responsables de infecciones nosocomiales en España son, por orden decreciente: *Escherichia coli, Pseudomonas aeruginosa, Staphylococcus aureus, Klebsiella pneumoniae, Enterococcus faecalis* y *Staphylococcus epidermidis*. (Estudio EPINE 2016). Hay, pues, mucha presencia de bacterias entéricas e incluso ambientales. Desde luego, eso no quiere decir que las manos del personal y los pacientes no sean la principal vía de transmisión.

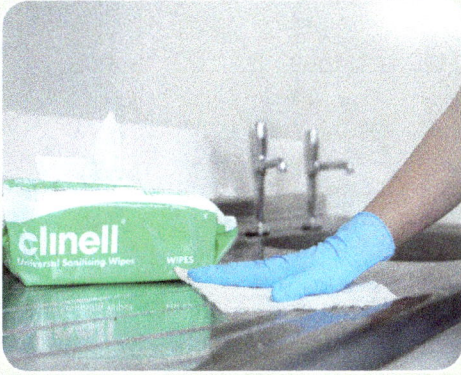

Toallitas para limpieza y desinfección de superficies

Esto se ha podido comprobar al comparar la similitud entre las bacterias de las superficies del centro hospitalario con las manos de los pacientes y trabajadores, siendo mucho más similar a estos últimos. De hecho, se ha demostrado que la principal interacción de las manos, es con sus efectos personales (como el móvil), seguida de las manos de los pacientes con su ropa de cama.

A su vez, también se ha podido observar que existe una transferencia entre las bacterias de las superficies de la habitación a la de la piel del paciente, vector que a medida que pasen los días se invierte, siendo el paciente quien vaya influyendo en la diversidad bacteriana de su habitación. En este sentido, hay que subrayar que la concentración de genes de resistencia puede llegar a ser más abundante en las superficies de la habitación que en la piel de los pacientes.

Estructura de una bacteria

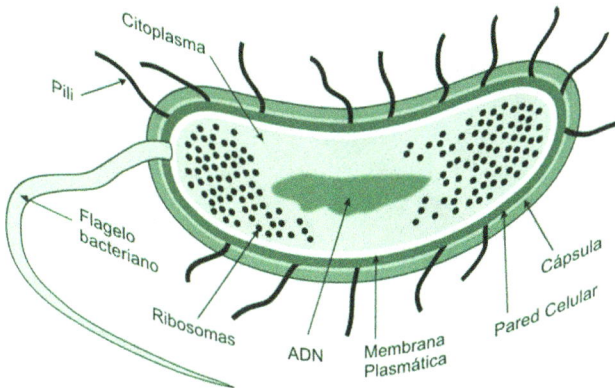

Citoplasma

Pili

Flagelo bacteriano

Ribosomas

ADN

Membrana Plasmática

Cápsula

Pared Celular

Tabla 1

INFECCIONES Y MICROORGANISMOS MÁS FRECUENTES RELACIONADOS

TIPO DE INFECCIÓN	MICROORGANISMOS MÁS HABITUALES
Heridas Quirúrgicas	*Staphylococcus aureus, E. coli, Enterococcus*
Neumonías	*Klebsiella pneumoniae, Pseudomonas aeruginosa*
Catéter intravenoso	*Staphylococcus epidermidis, Staphylococcus aureus, Enterococcus, Candida sp.*
Sonda Urinaria	*E. coli, Enterococcus sp., Pseudomonas aeruginosa, Klebsiella sp*
Gastrointestinal	*Salmonella, Clostridium difficile, Virus ej. Norwalk, algunas de carácter comunitario.*

Antibióticos y bacterias

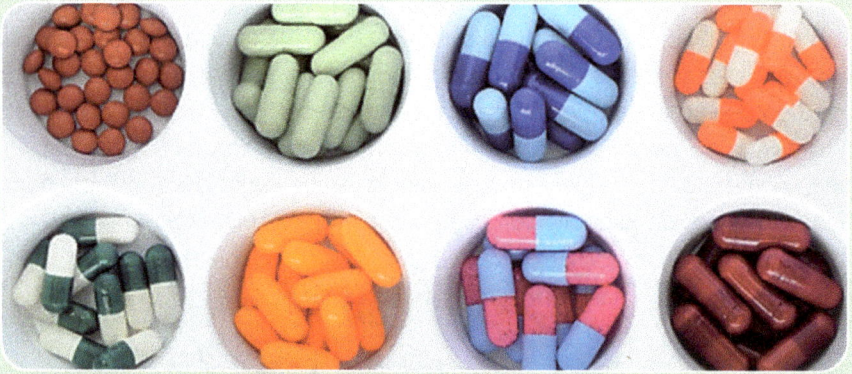

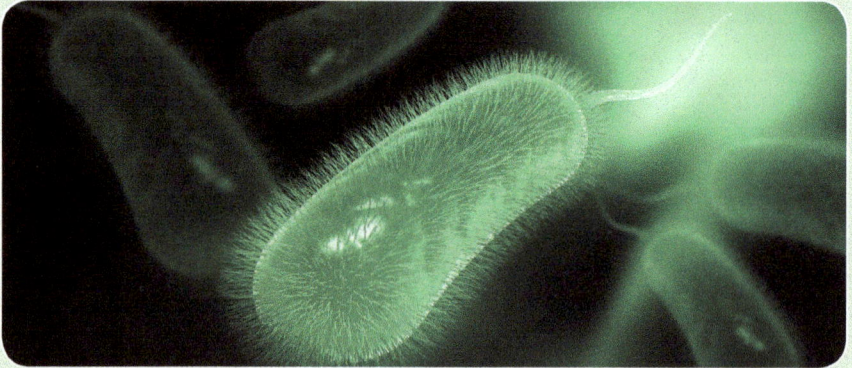

Inmaculada Salcedo Leal | Mª Jesús Romero Muñoz | Rafael Ruiz Montero | Adrián Hugo Aginagalde

IDENTIFICACIÓN DE LA RESISTENCIA A LOS ANTIBIÓTICOS		INTRODUCCIÓN DEL ANTIBIÓTICO
penicillin-R *Staphylococcus*	1940	
		1943 penicillin
		1950 tetracycline
		1953 erythromycin
tetracycline-R *Shigella*	1959	1960 methicillin
methicillin-R *Staphylococcus*	1962	
penicillin-R pneumococcus	1965	
erythromycin-R *Streptococcus*	1968	1967 gentamicin
		1972 vancomycin
gentamicin-R *Enterococcus*	1979	
		1985 imipenem and ceftazidime
ceftazidime-R Enterobacteriaceae	1987	
vancomycin-R *Enterococcus*	1988	
levofloxacin-R pneumococcus	1996	1996 levofloxacin
imipenem-R Enterobacteriaceae	1998	
XDR tuberculosis	2000	2000 linezolid
linezolid-R *Staphylococcus*	2001	
vancomycin-R *Staphylococcus*	2002	2003 daptomycin
PDR-*Acinetobacter and Pseudomonas*	2004/5	
ceftriaxone-R *Neisseria gonorrhoeae* PDR-Enterobacteriaceae	2009	2010 ceftaroline
ceftaroline-R *Staphylococcus*	2011	

Tabla 2

Cronología de las resistencias bacterianas a los antibióticos

Grupo antibiótico	Descubrimiento	Introducción	Resistencia	Uso
Sulfonamidas	1932	1936	1942	
Betalactámicos (penicilina)	1928	1943	1940 (S. aureus) 1965 (S. pneumoniae)	Neumonías, meningitis, infecciones óseas, de piel, articulaciones, gástricas, hematógenas y válvulas cardiacas
Aminoglucósidos (estreptomicina)	1943	1944	1946	
Cloranfenicoles	1946	1948	1950	
Macrólidos (eritromicina)	1948	1953	1955	Bronquitis, difteria, legionella, tos ferina, neumonía, fiebre reumática, enfermedades venéreas y otras
Tetraciclinas	1944	1952	1959 (Shigella)	Neumonía, acné, infecciones respiratorias, del tracto genitourinario y úlceras estomacales
Rifamicinas	1957	1958	1962	
Glucopéptidos (vancomicina)	1953	1958	1988 (Enterococcus) 2002 (S. aureus)	
Quinolonas	1961	1968	1968	
Estreptograminas	1963	1998	1964	
Oxazolidinonas	1955	2000	2001	
Lipopéptidos	1986	2003	1987	
Fidaxomicina	1948	2011	1977	

Inmaculada Salcedo Leal I Mª Jesús Romero Muñoz I Rafael Ruiz Montero I Adrián Hugo Aginagalde

4.6 LINKS DE INTERÉS

- http://www.who.int/mediacentre/factsheets/fs194/es/
- http://www.mspsi.es/fr/biblioPublic/publicaciones/docs/bacterias.pdf
- http://www.elsevier.es/es-revista-enfermedades-infecciosas-microbiologia-clinica-28-articulo-resistencias-bacterianas-farmacodinamica-como-bases-13059054
- http://www.elsevier.es/es-revista-farmacia-profesional-3-articulo-resistencias-bacterianas-un-problema-creciente-13038265

CAPÍTULO 5

MEDIDAS UNIVERSALES

CAPÍTULO 5

MEDIDAS UNIVERSALES

El control de las infecciones ha ido evolucionando con la aparición de novedades tecnológicas, pero la base principal e inexcusable son las medidas universales. Se trata de una serie de medidas sencillas y bien establecidas, de probada eficacia y ampliamente reconocidas, las conocidas como Precauciones Estándar.

1.- Las **MEDIDAS UNIVERSALES, o precauciones estándar,** se aplican para reducir el riesgo de transmisión de gérmenes transmitidos por la sangre y otros patógenos de fuentes tanto conocidas como no conocidas.

Son precauciones básicas y mínimas obligatorias en todos los centros sanitarios. Su aplicación es universal: se extiende a todos los pacientes que reciben asistencia, al margen de su diagnóstico, por todos los trabajadores y en todos los entornos sanitarios, tanto de Atención Primaria como Atención Hospitalaria.

La primera medida a tener en cuenta, es la adherencia a la higiene de manos, realizándola en los 5 momentos que describe la Organización Mundial de la Salud.

La higiene de manos es un punto clave para la prevención de las **IRAS**.

Los cinco momentos para la higiene de manos son:

- Antes del contacto con el paciente

- Antes de un procedimiento limpio o aséptico

- Después de haber tenido riesgo de exposición a fluidos corporales

- Después del contacto con el paciente

- Después de tocar el entorno del paciente

El modelo de la OMS: «Los cinco momentos para la higiene de las manos» se centra específicamente en los contactos que se producen en la zona del paciente durante la prestación asistencial, no se limita a los pacientes ingresados o encamados, sino que también se aplica a los pacientes ambulatorios.

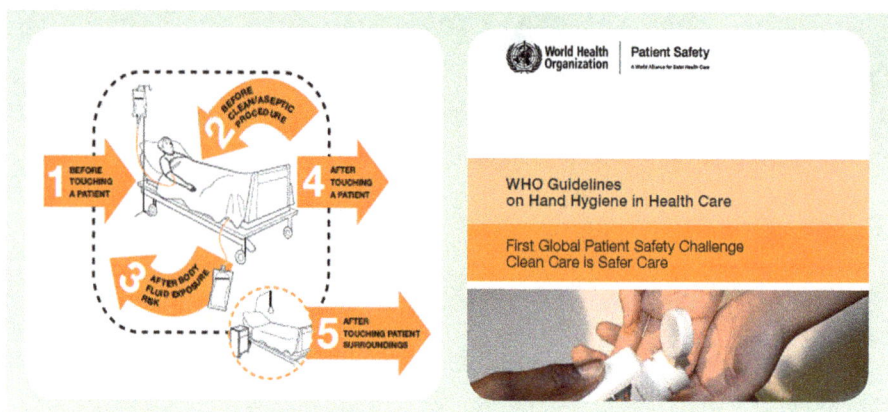

La Higiene de Manos es la principal medida para prevenir las Infecciones relacionadas con la Atención sanitaria (IRAS). En la mayoría de los casos, el vehículo de transmisión desde la fuente de infección al paciente son las manos de los profesionales sanitarios. Se ha demostrado, por cultivos microbiológicos, que las manos tienen diferentes tipos de gérmenes cuya concentración (lo que llamamos Unidades Formadoras de Colonias, UFC) va en aumento conforme se prolonga el tiempo que estemos en el Hospital. A mayor tiempo, más contaminación.

5.1 CÓMO REALIZAR LA HIGIENE DE MANOS

La higiene de las manos puede realizarse con agua y jabón antiséptico o frotando las manos con un preparado de base alcohólica. Usando la técnica y el producto adecuado, las manos quedaran libres de contaminación potencialmente nociva.

5.1.1 Lavado de manos con agua y jabón para retirar suciedad

Se realiza lavado de manos con agua y jabón cuando estén visiblemente sucias o manchadas accidentalmente de sangre u otros fluidos corporales, cuando existe una fuerte sospecha o evidencia de exposición a organismos potencialmente formadores de esporas, o después de usar el baño. Esta fase NO es descontaminación de las manos, por lo que si continuamos realizando tareas sanitarias deberemos descontaminarlas.

- Humedecer las manos con agua corriente a temperatura tibia.

- Aplicar jabón común (no antiséptico) líquido con dosificador.

- Frotar las manos palma con palma, sobre dorsos, espacios interdigitales, dedos y muñecas vigorosamente un mínimo de 40-60 segundos.

Inmaculada Salcedo Leal I Mª Jesús Romero Muñoz I Rafael Ruiz Montero I Adrián Hugo Aginagalde

- Aclarar con agua abundante.

- Secar con una toallita de papel.

- Cerrar el grifo con la toallita utilizada para secarse.

Con esta medida previa retiramos los restos biológicos pero tenemos que pasar a la segunda fase:

5.1.2 Descontaminación de manos con jabón antiséptico

Tiene como objetivo eliminar la suciedad, materia orgánica, flora transitoria y parte de la flora residente de las manos, logrando cierta actividad microbiana residual.

Procedimiento similar al anterior pero usando jabón líquido con antiséptico (solución jabonosa de clorhexidina al 4% en dispensador desechable con dosificador).

5.1.3 Descontaminación de manos con Solución de Base Alcohólica (SBA)

Son preparaciones que contienen alcohol (etanol o isopropanol al 60-95%), y se aplican en las manos con el objetivo de reducir el número de microorganismos, como alternativa a la descontaminación con jabón antiséptico. Se considera mejor opción debido a su mayor eficacia, menor tiempo de ejecución, actuación más rápida y menores efectos adversos (irritación de manos).

Con una aplicación de 30 segundos, se consigue una reducción bacteriana de 3,2-5,8 log10 UFC, pero la fricción de las manos debe continuarse hasta que el preparado se haya secado completamente. Se deben hidratar las manos con cremas apropiadas, varias veces al día, preferentemente una vez finalizada la jornada laboral.

Cuando realizar la Higiene de Manos. En todas las actividades sanitarias se requiere descontaminación de las manos.

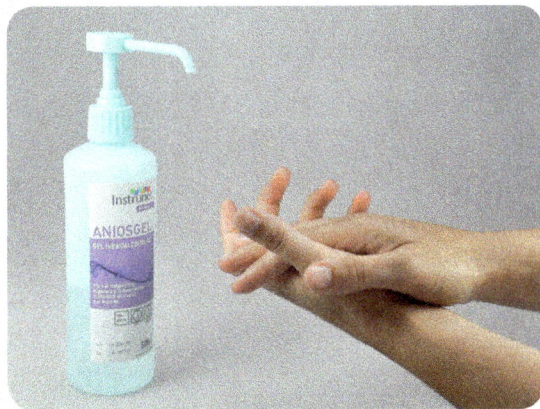

5.1.4 Los Cinco Momentos para la Higiene de Manos

1. Antes del Contacto con el Paciente

Se realiza tras el último contacto con el área de asistencia y previo al contacto con el paciente. Para prevenir la transmisión de gérmenes desde el área asistencial del paciente y proteger al paciente de la colonización y, en algunos casos, de las infecciones exógenas por parte de gérmenes nocivos transmitidos por las manos de los profesionales sanitarios.

2. Antes de un procedimiento limpio o aséptico

Antes de acceder a un punto crítico con riesgo infeccioso para el paciente. Esta indicación viene determinada al tocar cualquier superficie del área de asistencia y de la zona del paciente (incluyendo al paciente y su entorno), y previa a cualquier procedimiento que entrañe contacto directo o indirecto con las membranas mucosas, la piel no intacta o un dispositivo médico invasivo.

3. Después del riesgo de exposición a fluidos corporales

Al terminar la tarea que conlleva un riesgo de exposición a fluidos corporales (y después de quitarse los guantes). Esta indicación viene determinada al producirse contacto con la sangre u otros fluidos corporales (aunque sea mínima y no se vea con claridad) y previa al siguiente contacto con cualquier superficie, incluyendo el paciente, su entorno o el área de asistencia sanitaria para proteger al profesional.

El área de asistencia incluye a otros pacientes, sus inmediaciones y el entorno sanitario. Mientras que la zona del paciente incluye al paciente, y algunas superficies y objetos destinados a éste de forma temporal y exclusiva

4. Después del contacto con el paciente

Esta indicación se hará al producirse el último contacto con la piel intacta, la ropa del paciente o una superficie de su entorno (después del contacto con el paciente) y previa al siguiente contacto con una superficie en el área de asistencia sanitaria.

5. Después de tocar cualquier objeto o mueble al salir del entorno del paciente, sin haber tocado a éste.

La indicación es tras el último contacto con las superficies y los objetos inertes en el entorno del paciente (sin haber tocado a éste) y previa al siguiente contacto con una superficie para proteger al profesional sanitario de los gérmenes del pa-

Inmaculada Salcedo Leal | Mª Jesús Romero Muñoz | Rafael Ruiz Montero | Adrián Hugo Aginagalde

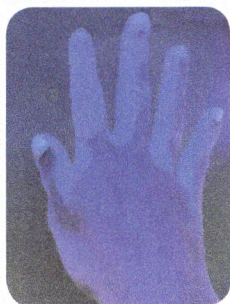

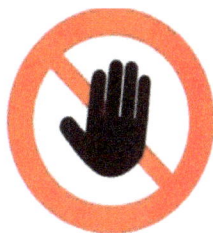

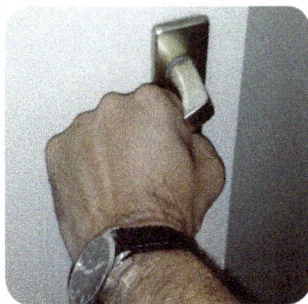

ciente que pueden estar presentes en las superficies y objetos del entorno sanitario de la contaminación y la potencial propagación. De ahí la insistencia en no tocar pomos, camas, historias clínicas, etc. sin tener en cuenta esta fase de descontaminación de manos.

Debemos tener en cuenta que **los guantes en ningún caso sustituyen a la higiene de las manos.** Si se utilizan, deben cambiarse siempre de un paciente a otro, durante el cuidado en el mismo paciente si están visiblemente sucios o si pasamos de una zona sucia a otra limpia, y **cada vez que se retiren debe realizarse una higiene de manos.**

5.2 OTRAS MEDIDAS

1. **Guantes**: Valorar el riesgo de exposición. No usar si no es necesario

2. **Bata**: según valoración del riesgo de exposición

3. **Protección facial** (ojos, nariz, boca), según el riesgo de exposición

4. **Equipamiento del paciente y/o del profesional**

5. **Limpieza y desinfección ambiental**

6. **Textil y ropa sucia**

7. **Eliminación de residuos**

8. **Prevención de accidentes biológicos** con agujas y otra instrumentación punzante o cortante

9. **Higiene respiratoria**: Tos, estornudos

5.2.1 USO DE GUANTES

Su indicación es:

- Al contactar con sangre, fluidos corporales, secreciones, excreciones, mucosas y piel lesionada

- Se cambian entre tareas y procedimientos en el mismo paciente después del contacto con material potencialmente infeccioso

- Retirar después del uso, antes de tocar elementos y superficies no contaminadas y antes de ir a otro paciente

- Realizar la higiene de manos inmediatamente después de quitárselos

5.2.2 BATA DESECHABLE

Se usa para proteger la piel y/o ropa de calle y protegerse frente salpicaduras de sangre, fluidos orgánicos, secreciones o excreciones

- Retirar la bata sucia cuanto antes y realizar después la higiene de manos

5.2.3 PROTECCIÓN FACIAL *(ojos, nariz, boca)*

Usar mascarilla quirúrgica, o mascarillas valvuladas, protección ocular y/o nasal según las indicaciones de cada situación.

Se utilizarán en los procedimientos que puedan ocasionar:

- Salpicaduras o aerosoles

- Fluidos corporales

- Secreciones

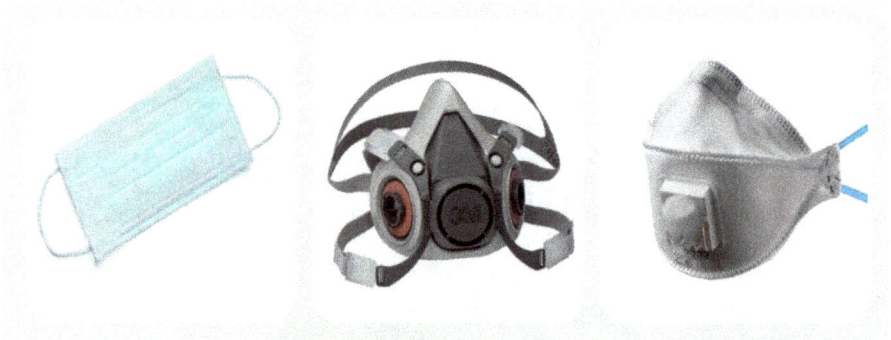

Inmaculada Salcedo Leal I Mª Jesús Romero Muñoz I Rafael Ruiz Montero I Adrián Hugo Aginagalde

5.2.4 EQUIPO DE PROTECCIÓN INDIVIDUAL (EPI)

Los equipos de protección para la atención al paciente se usan para prevenir exposiciones de piel y las membranas mucosas, contaminación de la ropa y el traspaso de agentes patógenos a otros pacientes o al ambiente.

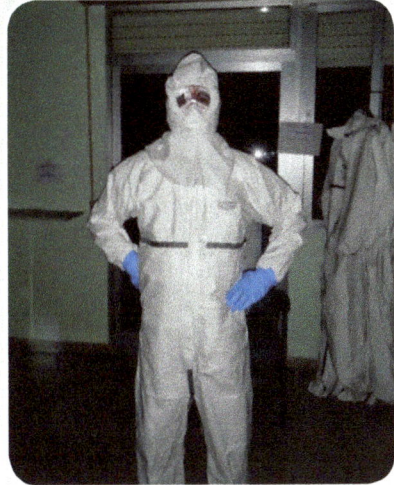

5.2.5 TEXTIL Y ROPA SUCIA

Se debe manipular, transportar y procesar la ropa blanca usada de modo que se consiga:

- Prevenir la exposición de la piel y membranas mucosas y la contaminación de la ropa

- Evitar el contagio de agentes patógenos a otros pacientes y/o al ambiente

5.2.6 GESTIÓN DE RESIDUOS

Los residuos pueden ser clasificados en distintos grupos:

5.2.6.1 GRUPO I. Asimilables a urbanos

Saco o bolsa negros

- Cartón, papel y material de oficina.

- Envoltorios, plásticos.

- Residuos de cocinas, bares y comedor.

- Residuos de jardinería.

- Residuos de talleres.

- Material voluminoso (muebles, colchones…)

- Residuos de limpieza de habitaciones.

5.2.6.2 GRUPO II. Sanitarios no específicos

Saco o bolsa verdes

- Textiles manchados con fluidos corporales no infecciosos.
- Material de curas: compresas, vendajes, algodón, apósitos, yesos, etc.
- Bolsas vacías de orina, sondas vesicales, nasogástricas...
- Material de un sólo uso para recogida de líquidos corporales: bolsas de colostomía, viales de medicación vacíos, etc.

5.2.6.3 GRUPO III. Sanitarios especiales

Contenedores rígidos (color amarillo)

- Residuos sanitarios infecciosos.
- Residuos anatómicos.
- Residuos de sangre y hemoderivados en forma líquida.
- Agujas y material punzante y cortante.
- Vacunas virus vivos atenuados.
- Medicamentos desechados.
- Material de laboratorio de microbiología.

5.2.6.4 GRUPO IV. Citostáticos y sustancias químicas

Contenedores rígidos (color azul)

- Residuos citostáticos.
- Medicamentos caducados.
- Pilas botón.
- Líquido fotográfico, fijador y revelador.
- Formol.
- Disolventes no clorados.

5.2.6.5 GRUPO V. RADIACTIVOS

- Retirados por empresas homologadas.

Inmaculada Salcedo Leal I Mª Jesús Romero Muñoz I Rafael Ruiz Montero I Adrián Hugo Aginagalde

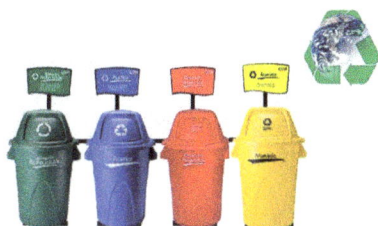

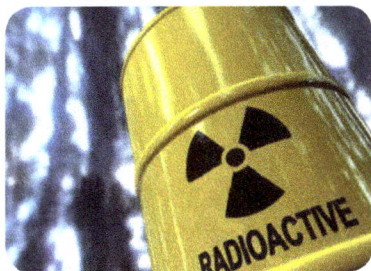

En nuestro caso debemos tener en cuenta los de los grupos II y III.

Se consideran los residuos contaminados con sangre, fluidos orgánicos, secreciones y excreciones como desechos clínicos:

- Los tejidos orgánicos y los desechos de laboratorio que están directamente relacionados con el procesamiento de muestras deben tratarse como residuos clínicos

- Desechar adecuadamente los artículos desechables

5.3 PROTECCIÓN RESPIRATORIA

Las personas con **síntomas respiratorios** deben aplicar las medidas de control:

- Cubrirse la nariz y la boca al toser o estornudar con un pañuelo desechable (o mascarilla) o toser por debajo del codo
- Eliminar los pañuelos desechables y mascarillas usadas
- Realizar higiene de manos después del contacto con secreciones respiratorias

Algunas de estas medidas son también aplicables a familiares y visitas de los pacientes. Por ejemplo, al visitar pacientes aislados o en servicios de riesgo, pero esto será revisado en el capítulo 10.

5.4 MECANISMOS DE TRANSMISIÓN DE LA INFECCIÓN

Contacto directo: Transmisión persona a persona (piel, sangre, fluidos) Huésped entra en contacto con el reservorio Besos, contacto piel-piel, actividad sexual.

Contacto indirecto: Transmisión desde un portador al huésped Instrumentos, objetos, superficies contaminadas (fómites) Manos de los trabajadores sanitarios. En lugares de riesgo como las UCIs, Neonatología, etc. Es ésta la principal transmisión, pues los pacientes están encamados e inmóviles, y un paciente intubado no contacta con otro paciente para infectarlo.

5.5. OTRAS MEDIDAS PARA PREVENIR LA INFECCIÓN. AISLAMIENTOS

El aislamiento de personas con enfermedades contagiosas para la prevención y el control de las enfermedades infecciosas es una práctica histórica habitual.

- Precauciones de gotas
- Precauciones aéreas
- Precauciones de contacto
- Aislamiento protector

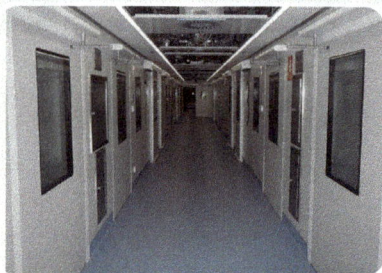

Unidad de aislamiento en un centro hospitalario

5.5.1 TRANSMISIÓN POR GOTAS

Se produce mediante la trasmisión de gotas de más de 5-10 micras, que tienden a caer al suelo o sedimentar en una superficie rápidamente.

La trasmisión de la infección requiere cercanía con la fuente (< 1 metro).

Se produce por secreciones orales y respiratorias que contienen patógenos. Mecanismos que la producen: toser, estornudar, hablar, manipulaciones del sistema respiratorio.

El objetivo del aislamiento de contacto: Prevenir la transmisión por las secreciones oro-traqueo-faríngeas que en forma de gotitas se depositan sobre la piel, las conjuntivas y las mucosas, provocando enfermedad.

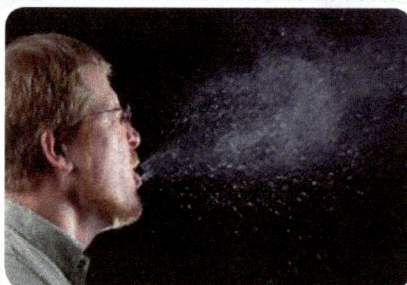

Ejemplos: Difteria, Neisseria meningitidis, Tosferina, Virus gripales

REQUIERE

- Habitación individual. Puerta cerrada. Si habitación compartida, separación entre pacientes >1metro.
- Mascarilla quirúrgica de un solo uso.
- Bata desechable para el contacto directo con el paciente.
- Higiene de manos con solución hidroalcohólica tras la eliminación mascarilla.
- Limitar las salidas de la habitación a las necesarias. El paciente llevará una mascarilla quirúrgica cuando salga de la habitación.

5.5.2 TRANSMISIÓN AÉREA

Diseminación aérea de partículas muy pequeñas (< 5 micras). Las gotas pueden permanecer en el aire por periodos muy prolongados, ya que pueden ser transportadas por el aire. Se producen aerosoles en determinados procedimientos médicos.

Procedimientos médicos generadores de aerosoles: Intubación, broncoscopias, aspiración, toma de material de orofaringe, resucitación cardio-pulmonar, autopsias.

Ejemplos de Microorganismos que se transmiten frecuentemente por esta vía: Tuberculosis, Virus del Sarampión, Virus de la Varicela-Zoster, etc.

REQUIERE:

- Habitación individual con la puerta cerrada. Debe tener presión negativa, con unas 6-12 renovaciones de aire / hora y salida de aire al exterior filtrada con filtro HEPA.

- Las habitaciones deben señalizarse con la cartelería del tipo de precauciones que deben observarse.

- Si no es posible, aislamiento de cohortes con el mismo agente infeccioso, siempre y cuando no presenten otras infecciones. En este aspecto hay que estar muy seguro.

- El personal sanitario y las visitas en contacto con un paciente con sospecha o enfermedad que requiera aislamiento aéreo llevará protección respiratoria, mascarilla FFP2 o superior.

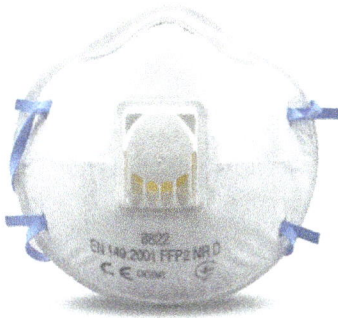

Mascarilla FFP2   Mascarilla FFP3

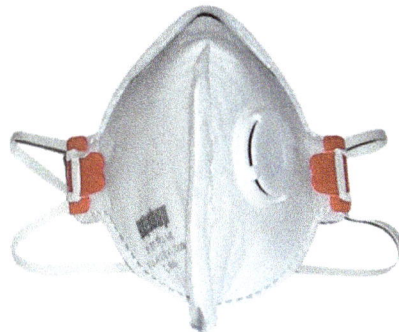

- Descontaminación de las manos con solución hidroalcohólica, tras eliminar la mascarilla FFP2.

- Si se producen maniobran que generen aerosoles, el personal sanitario se pondrá mascarilla FFP3

- Limitar las salidas de la habitación a las necesarias. El paciente llevará una mascarilla quirúrgica cuando salga de la habitación.

5.5.3 AISLAMIENTO DE CONTACTO

Objetivo: cortar la cadena de trasmisión de la infección y evitar el paso de microorganismos desde un paciente o su entorno a otros pacientes y a los profesionales sanitarios.

La aplicación de las precauciones de contacto no deben en ningún caso afectar ni en cantidad ni en calidad a la atención prestada al paciente.

REQUIERE:

- Habitación individual, puerta cerrada. Si no se dispone de habitación individual, los pacientes con el mismo microorganismo pueden ubicarse en la misma habitación. Aislamiento de Cohortes

- Las habitaciones deben señalizarse con instrucciones sobre el tipo de precauciones que deben observarse.

- Equipamiento propio: Termómetro, tensiómetro, etc.

- El equipamiento compartido debe ser limpiado y desinfectado después de su utilización y antes de ser utilizado con otro paciente.

- Al alta, exitus o traslado, se realizará limpieza y desinfección de la habitación y su contenido.

- Antes de entrar y salir de la habitación, higiene de manos.

- Los guantes se desecharán antes de abandonar el entorno del paciente.

- Bata limpia individual desechable tras abandonar el entorno del paciente.

- Mascarilla para aspiración de secreciones en caso de pacientes con infección o colonización respiratoria por bacterias multirresistentes. Desechar tras uso.

- Higiene del paciente a diario con solución jabonosa de clorhexidina

- Limitar las salidas del paciente. Si necesario su traslado se notificará al servicio receptor

- Para las exploraciones o intervenciones regladas programar en último lugar.

- El aislamiento no debe retrasar en ningún caso los procedimientos asistenciales ni la atención sanitaria al paciente.

Las visitas: se marcarán por los facultativos responsables del paciente.

Es fundamental no tocar las superficies con las manos contaminadas, ni con guantes, procediendo a descontaminarse las manos como hemos descrito antes.

SOLUCIÓN JABONOSA DE CLORHEXIDINA AL 4%

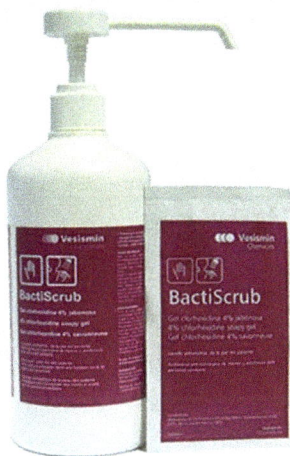

PRECAUCIONES DE CONTACTO. INDICACIONES

- Colonizaciones o infecciones gastrointestinales, respiratorias, de piel o herida quirúrgica con gérmenes multirresistentes.

- Infecciones entéricas con baja dosis infectiva o supervivencia ambiental prolongada: Clostridium difficile.

- Pacientes con pañal/incontinentes: infección E.coli enterohemorrágica, Shigella, Hepatitis A o Rotavirus.

- Virus Sincitial Respiratorio, Virus Parainfluenzae o infecciones enterovirales en bebés/niños.

- Infecciones de piel altamente contagiosas o que pueden ocurrir en piel seca

- Conjuntivitis viral/hemorrágica.

- Infecciones hemorrágicas virales (Ébola, Lassa, Marburg), requieren uso ampliado de contacto y gotas.

Es importante realizar la disciplina correspondiente en cada aislamiento, de manera que no afecte a los pacientes ya que, a veces, se demuestra que, debido al aislamiento del paciente, se produce:

LA HIGIENE DE MANOS ES LA MEDIDA PREVENTIVA MÁS IMPORTANTE PARA EVITAR LA TRANSMISIÓN DE INFECCIONES

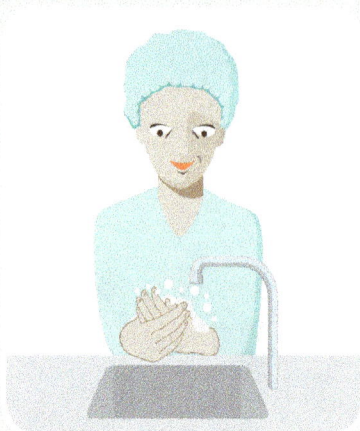

Paso 1. Lavado de manos con agua y jabón

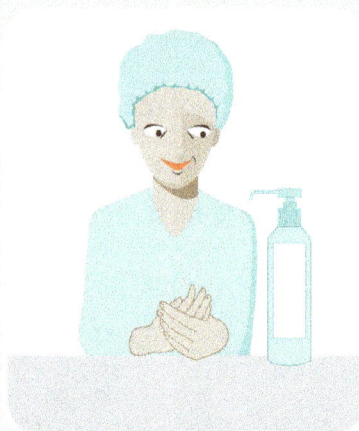

Paso 2. Descontaminación de manos con solución hidro-alcohólica

- Cuadros de ansiedad y depresión, por el paciente aislado, insatisfacción, mala calidad percibida y aumento del riesgo de eventos adversos.

- Puede ocurrir que el personal sanitario entre a visitarlo y cuidarlo un menor número de veces que los profesionales entrarían en la habitación si no estuviese aislado.

- Sensación de percibir como un estigma o aislamiento social del paciente al permanecer en una habitación solo.

5.5.5 AISLAMIENTO PROTECTOR

OBJETIVO: Se trata de prevenir que los enfermos con alteraciones importantes de su sistema inmunitario (defensas bajas) sean infectados por agentes exógenos, durante su estancia hospitalaria.

APLICAR PRECAUCIONES ESTÁNDAR **NORMAS DE AISLAMIENTO**

1. Habitación individual.

La habitación contará con un sistema de ventilación de presión positiva respecto al entorno, con sistema de filtración del aire mediante filtros HEPA (filtros absolutos).

Inmaculada Salcedo Leal I Mª Jesús Romero Muñoz I Rafael Ruiz Montero I Adrián Hugo Aginagalde

CARTELERÍA DE AISLAMIENTOS UTILIZADA EN EL HOSPITAL REINA SOFÍA DE CÓRDOBA

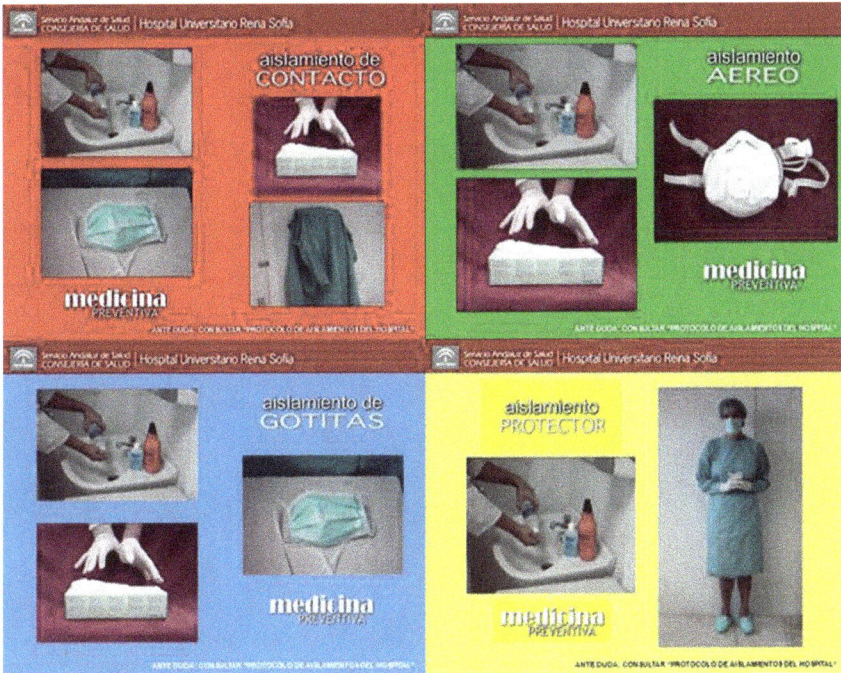

Existirá un lugar específico a la entrada de la habitación, para que toda persona encargada del cuidado de los enfermos se cambie de ropa convenientemente.

Las entradas y salidas de la habitación serán restringidas al máximo.

2. Bata y mascarilla, al entrar en la habitación.

3. El personal que tenga contacto directo con el paciente o que tenga que realizar cualquier medida de instrumentación, se colocará guantes estériles. Los guantes no sustituyen a la higiene de manos.

MEDIDAS ESPECÍFICAS

1. El material reutilizable se someterá a medidas estrictas de desinfección y esterilización.

2. Las medidas que no sean imprescindibles para el diagnóstico o el tratamiento se dejarán para cuando lo permita la inmunosupresión.

3. La limpieza de estas habitaciones cumplirán la normas que tienen asignada la Contrata de limpieza y debe hacerse, como mínimo, dos veces al día, teniendo en cuenta que se usarán utensilios específicos para ella.

4. Los residuos se tratarán se tratarán según el procedimiento operativo de residuos del hospital.

5.5.5.1 indicaciones de este tipo aislamiento y duración

1. Agranulocitosis (<1000 Neutrófilos absolutos).

2. Quemaduras Extensas.

3. Eczema generalizado no infectado.

4. Trasplantes en situación de inmunosupresión.

5. Otros pacientes hematológicos.

   ¿Cuándo se levanta un aislamiento?

Levantamiento del Aislamiento

Terminar o dar por concluida la situación que indicó la prescripción del Aislamiento. Se puede levantar el aislamiento cuando:

1	Los cultivos seriados sean negativos
2	Fallecimiento del paciente.
3	Alta domiciliaria o a centro sociosanitario
4	Resolución de la Infección sin cultivos (-)
5	Fin periodo transmisión, no contagioso.
6	Admisión.
7	Traslado.
8	Resolución Inmunosupresión.
9	Sospecha No Confirmada.
10	Causas Indebidas.

Inmaculada Salcedo Leal | Mª Jesús Romero Muñoz | Rafael Ruiz Montero | Adrián Hugo Aginagalde

5.6 BIBLIOGRAFÍA

- Siegel J, Rhinehart E, Jackson M, Chiarello L. The Healthcare Infection Control Practices Advisory Committee. Guideline for Isolation Precautions: Preventing Transmission of Infectious Agents in Healthcare Settings. 2007

- Preeti Mehrotra; Lindsay Croft; Hannah R. Day; Eli N. Perencevich; Lisa Pineles; Anthony D. Harris; Saul N. Weingart; Daniel J. Morgan. Effects of Contact Precautions on Patient Perception of Care and Satisfaction: A Prospective Cohort Study. Effects of Contact Precautions on Patient Perception of Care and Satisfaction: A Prospective Cohort Study. infection control and hospital epidemiology october 2013, vol. 34, no. 10

- Provincial Infectious Diseases Advisory Committee (PIDAC): Routine Practices and Additional Precautions in All Health Care Settings 3º Edition. November, 2012 Ontario Agency for Health Protection and Promotion.

- Prevention de la transmission croisee par voie respiratoire, air ou gouttelettes. Hygiénes. Volume XX1-nº1 2013

CAPÍTULO 6

¿QUÉ RIESGO TENGO VINIENDO AL HOSPITAL?
¿DEBO VISITAR A UN FAMILIAR INFECTADO?

CAPÍTULO 6

¿QUÉ RIESGO TENGO VINIENDO AL HOSPITAL?
¿DEBO VISITAR A UN FAMILIAR INFECTADO?

Tenemos que diferenciar si venimos al hospital como visitantes o acompañantes o como pacientes para recibir asistencia sanitaria.

Toda persona que acude al Hospital debe saber que es un espacio de riesgo y debe ser corresponsable en proteger a los pacientes como comentaremos en el capítulo 15.

Si acudimos al hospital, es importante saber que, si tenemos una enfermedad crónica con un tratamiento que nos afecte a la inmunidad o somos personas especialmente sensibles por alguna causa, (inmunodeprimidos, personas con las defensas bajas, niños, ancianos, diabéticos o con tratamientos inmunosupresores, enfermos de cáncer, leucemias, etc.) estamos a riesgo de contraer infecciones con más facilidad que otra persona. Si nos descontaminamos las manos y guardamos las medidas preventivas, no tiene por qué ocurrir nada. Pero visitar enfermos con enfermedades infecciosas no es recomendable.

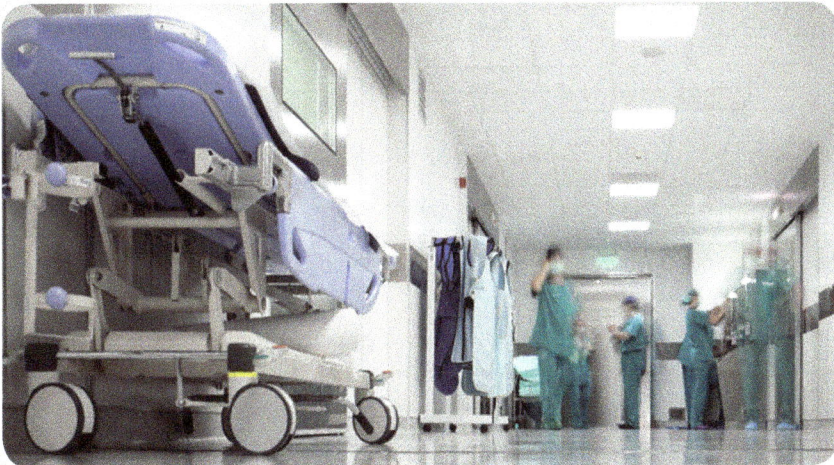

Los mismos familiares deben informar a otros y a su vez tienen el derecho de ser informados.

En las habitaciones de hospitalización convencional deben permanecer, como máximo, dos acompañantes por paciente en el horario de visitas establecido. Para facilitar el trabajo del personal, deben salir de la habitación durante la visita médica.

La prohibición de visitar a un paciente debe entenderse como medida para protegerlo y no por una estricta norma del hospital que hay que cumplir porque sí.

Recordemos que el teléfono móvil es un mecanismo de trasmisión de gérmenes a través de las manos, además de molestar a los pacientes al hablar en alto.

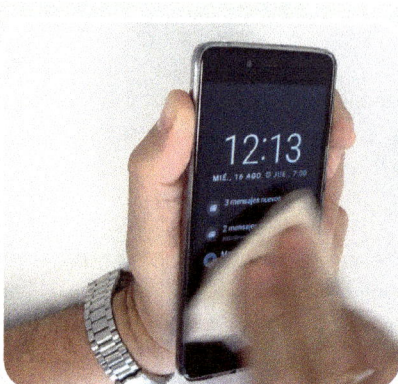

Como comentamos en el capítulo 15, hay que buscar el equilibrio entre visitar a un familiar o amigo ingresado según qué circunstancias tenga y NO ser mecanismo de transmitir infecciones en nuestro tránsito por el hospital. Además, hay que tener en cuenta que los gérmenes hospitalarios son más resistente a los tratamientos y más agresivos que los habituales fuera del hospital.

6.1 ¿PUEDO COGER UNA INFECCIÓN EN EL HOSPITAL? ¿QUÉ PUEDO HACER PARA EVITAR INFECTARME EN UN HOSPITAL O EN UN CENTRO DE SALUD?

Los riesgos de la asistencia sanitaria son desconocidos en gran medida.

Al acudir como paciente a un centro sanitario, tenemos que ser conscientes de que no se trata de un lugar cualquiera de ocio ni una oficina. A veces parecen las salas de espera de los centros de salud o de consultas externas una especie de cafetería donde todo el mundo se aglomera sin ningún tipo de cuidado ni respeto a las normas de un centro sanitario. No olvidemos que las enfermedades de trasmisión por gotas o aérea son aquí muy frecuentes si no se tiene cuidado en las medidas de evitar dispersar las gotas al hablar, toser o estornudar. El contacto indiscriminado de las superficies del hospital es un mecanismo de trasmisión de gérmenes como hemos comentado en otros capítulos.

En el centro de salud se curan a diario heridas, se extraen analíticas y se hace pequeña cirugía, como describiremos en el capítulo 8.

Todas estas actuaciones pueden generar infecciones en los pacientes y en los profesionales.

En el hospital las actuaciones son más invasivas, se hacen intervenciones quirúrgicas complejas, están los pacientes más graves y están un tiempo ingresados. A mayor prolongación de la estancia mayor riesgo de infección, y a su vez una infección contraída en el hospital, prolonga la estancia del paciente en el hospital. Por tanto se debe permanecer en los centros sanitarios el tiempo adecuado, ni más ni menos que el que se indique por el facultativo responsable del paciente.

Entre los factores que aumentan el riesgo de infección nosocomial en un paciente están los propios del paciente que llamamos intrínsecos: diabetes, inmunosupresión, neoplasia, coma, etc y los que son ajenos al paciente e inherentes a la práctica clínica: vías periféricas y centrales, todo tipo de catéteres y drenajes, sondas, ventilación mecánica, etc. Por todo esto, hay que extremar las medidas de prevención ya que las actuaciones sobre los pacientes son imprescindibles y necesarias.

Medidas que puede tomar el paciente para disminuir la infección nosocomial: no entrar y salir indiscriminadamente de las habitaciones, no tocar las superficies y material del hospital, no acceder a los lugares de riesgo si no es imprescindible y con las medidas preventivas necesarias, ej Unidades de Cuidados intensivos, neonatología, etc. Respetar en todo momento las normas del hospital para pacientes y acompañantes.

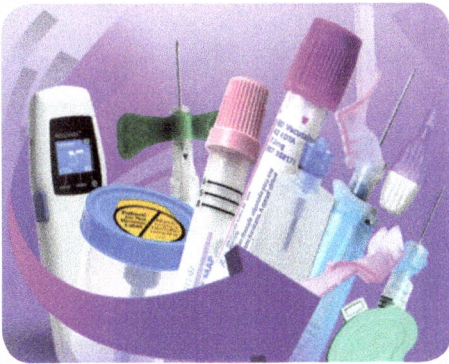

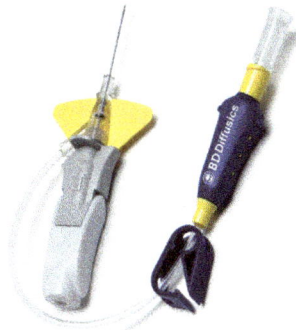

Dispositivos de uso frecuente en la práctica clínica

DISPOSITIVO DE TERAPIA DE PRESIÓN NEGATIVA PARA HERIDAS POSTQUIRÚRGICAS Y ANTISÉPTICO PARA LA PIEL

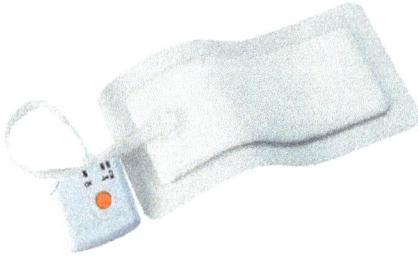

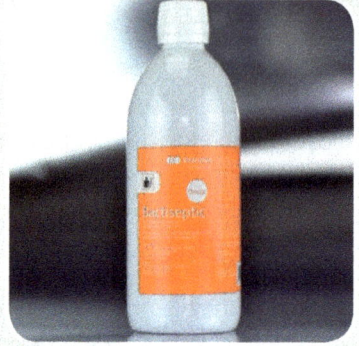

Entre las medidas que toma el personal sanitario y no sanitario para disminuir la infección nosocomial, ya las comentaremos en el capítulo 12, recordamos: medidas universales como higiene de manos, batas desechables, mascarillas cuando son necesarias, calzas, gafas, etc. Procedimientos como descontaminación ambiental, limpiezas de superficies, desinfección y esterilización del material, uso adecuado de los antibióticos, cirugía segura. Además, se están implantando los llamados proyectos zero que reúnen estas medidas y algunas más específicas para evitar infecciones.

USO EN CIRUGÍAS ESPECÍFICAS COMO EN LA ENFERMEDAD DE CROHN

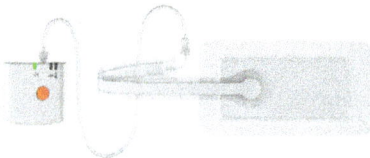

Los beneficios de la Terapia de Presión Negativa son:

Protege la incisión de la contaminación externa[1]

Mantiene unidos los bordes de la incisión y ayuda a reducir las fuerzas de tensión en la herida[1,2]

Reduce el drenaje de fluidos del seroma y el hematoma[3]

Ayuda a mejorar la perfusión sanguínea[2]

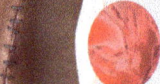

Ayuda a reducir el edema[2]

Inmaculada Salcedo Leal | Mª Jesús Romero Muñoz | Rafael Ruiz Montero | Adrián Hugo Aginagalde

Estos proyectos son una serie de medidas "bundles" para evitar infecciones. Destacamos:

1.- Bacteriemia Zero

2.- Neumonía Zero

3.- Infección Quirúrgica Zero

4.- Resistencia Zero

5.- Flebitis Zero

Se expondrán en el capítulo 12 y para mayor información se adjuntan los enlaces en la webgrafía final.

Página web de Seguridad del Paciente - Ministerio de Sanidad, Servicios Sociales e Igualdad. https://www.seguridaddelpaciente.es/es/presentacion/

6.2. HAN AISLADO A UN FAMILIAR MÍO, ¿QUÉ SIGNIFICA ESO? ¿QUÉ MEDIDAS DEBO TOMAR AL VISITAR A UN PACIENTE QUE ESTÁ EN AISLAMIENTO?

Por qué se aísla a un paciente. Qué es un aislamiento y qué no lo es.

Un aislamiento es una medida de prevención para cortar la cadena de trasmisión de infecciones e impedir el contagio de pacientes. Se puede aislar un paciente por causa infecciosa, para protegerlo como en el caso de los trasplantes de médula ósea o por otra circunstancia (ej cirugía muy agresiva, situación terminal, etc.) lo cual no es un aislamiento como tal sino una situación más humanitaria y social que de aislamiento.

Tipos de aislamiento y sus principales razones.

En el capítulo 5 se describen de manera pormenorizada los distintos tipos de aislamientos, recordamos: Aéreo (gotas suspendidas en el ambiente mucho tiempo), de gotas (gotas que se expulsan y caen al suelo pronto), de contacto y protector (pacientes que tienen que estar en un ambiente lo más limpio posible por estar con sus defensas bajas).

Cada uno de ellos dispone de una cartelería específica en la puerta de la habitación y unas medidas también específicas. La variación de las medidas es por el tipo de germen y la forma de trasmisión a otros pacientes e incluso a profesionales.

6.3 MEDIDAS DE LOS FAMILIARES EN LA VISITA DE PACIENTES AISLADOS

El cuidador principal del paciente y quien lo vaya sustituyendo en su acompañamiento, deben guardar las medidas que el aislamiento requiera y que suelen ser: no entrar y salir de la habitación de forma indiscriminada, colocarse la bata desechable, las calzas, la mascarilla si es aislamiento de gotas o aéreo y sobre todo descontaminarse las manos con la solución hidroalcohólica antes de entrar y salir de la habitación. También es importante respetar la gestión de los residuos dejando la bata y las calzas en los cubos destinados para ello.

El paciente aislado no debe recibir visitas salvo para cambiar de cuidador.

Inmaculada Salcedo Leal | Mª Jesús Romero Muñoz | Rafael Ruiz Montero | Adrián Hugo Aginagalde

6.4 LINKS DE INTERÉS

- https://issuu.com/multimediacolombiana1/docs/9_orina

- http://infeccionquirurgicazero.es/es/

- https://www.seguridaddelpaciente.es/es/proyectos/financiacion-estudios/proyecto-bacteriemia-zero/

- http://flebitiszero.com/app/

- https://www.seguridaddelpaciente.es/es/proyectos/financiacion-estudios/proyecto-neumonia-zero/

- https://www.juntadeandalucia.es/servicioandaluzdesalud/hrs3/fileadmin/user_upload/area_medica/medicina_preventiva/poe_aislamiento_0415.pdf

CAPÍTULO 7

EL MEDIOAMBIENTE SANITARIO

CAPÍTULO 7

EL MEDIOAMBIENTE SANITARIO

7.1 BIOSEGURIDAD AMBIENTAL EN LOS CENTROS SANITARIOS

Los centros sanitarios no son lugares estériles. Este concepto lo recordaremos en diferentes capítulos, ya que hay mucho desconocimiento sobre este aspecto. Sin embargo, en determinadas zonas hay que mantener una situación ambiental con niveles aceptables de contaminación de gérmenes que no afecten a la seguridad del paciente. La bioseguridad ambiental es la situación ambiental con tales niveles aceptables, que hace improbable que enfermos susceptibles adquieran un proceso infeccioso vehiculizado por el aire.

Hay estudios que demuestran que las IRAS en el 20% de los casos, tienen un origen ambiental.

En el ámbito de la Atención Primaria, no por ser pacientes de menor riesgo tiene menos importancia, ya que el volumen de pacientes atendidos es muy alto. Lo suponemos menos importante, porque asumimos que los pacientes no tienen enfermedades graves. No obstante, no todo paciente que acude a un Centro de Salud es inmunocompetente, (defensas adecuadas), por lo que asegurar una correcta limpieza y desinfección de superficies junto a la higiene de manos es fundamental. En Atención Primaria se realiza cirugía menor, se colocan catéteres, se extraen analíticas y en los domicilios se manejan pacientes con sondas, etc. La correcta desinfección y/o esterilización del material, y los circuitos de aire y agua van directamente relacionados con la seguridad de los pacientes.

En el ámbito de la Atención Hospitalaria, la Bioseguridad Ambiental se hace más compleja, y normalmente se hace énfasis en el mantenimiento del medioambiente hospitalario libre de esporas fúngicas (hongos), especialmente en aquellas áreas donde se atiende a pacientes neutropénicos y pacientes sometidos a determinados tipos de cirugía de alto riesgo, al objeto de impedir que enfermos susceptibles, o con las defensas más bajas, adquieran un proceso infeccioso vehiculado por el **aire**. Pero no podemos dejar de lado las trasmisiones de gérmenes por **agua** (*Legionella*, *Pseudomonas*, incluso *Klebsiella* multirresistentes, encontradas en grifos y desagües), las **cocinas** de los Hospitales, la gestión de los residuos o cualquier condicionante ambiental de los centros sanitarios.

Se controlan las calidades del agua, alimentos, superficies, entradas y salidas de aire y medioambiente en zonas de riesgo como quirófanos, hemodiálisis, salas de trasplante, etc.

7.1.1 AGUA

Se suelen tomar muestras de centros de diálisis, quirófanos e incubadoras.

Interpretación del resultado: ausencia/presencia de bacterias aerobias y/o anaerobias. Los niveles están consensuados en la bibliografía. Los conductos de agua deben disponer de filtros adecuados y debe revisarse que no se forme biofilm.

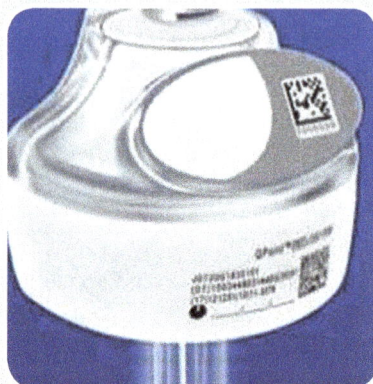

> * REAL DECRETO 865/2003, de 4 de Julio, por el que se establecen los criterios higiénico-sanitarios para la prevención y control de la Legionelosis

7.1.2 ALIMENTOS

Procedimiento: se toman muestras de alimentos de las cocinas del hospital, distinguiéndose crudos y procesados. Se recogen en contenedor estéril y se numeran, se pesan restando el peso del contenedor, se trituran y se añade agua destilada. **Reglamento (CE) nº 2073/2005 de la Comisión, de 15 de Noviembre de 2005, relativo a los criterios microbiológicos aplicables a los productos alimenticios**

7.1.3 HEMODERIVADOS

Procedimiento: se procesan muestras de concentrados de plaquetas y hematíes, que proceden de los centros de transfusiones sanguíneas. Se toma con pipeta la muestra y se vierten 2-3 gotas en los medios de cultivo específicos.

7.1.4 ENTRADAS DE AIRE, AMBIENTE Y SUPERFICIES

La contaminación del aire en las áreas de riesgo hospitalarias es un problema potencial, derivado de la posibilidad de que los contaminantes sean transportados y eventualmente depositados sobre las superficies, los materiales o las personas que queremos proteger.

Inmaculada Salcedo Leal I Mª Jesús Romero Muñoz I Rafael Ruiz Montero I Adrián Hugo Aginagalde

Las soluciones disponibles para evitar las posibles consecuencias de esta contaminación del aire se pueden clasificar en dos grupos: las que se destinan a impedir la entrada de los contaminantes en el local a proteger (acondicionamiento y limpieza del aire, flujos y presiones) y las destinadas a eliminar los contaminantes generados por la actividad desarrollada en el mismo (renovaciones de aire, limpieza/desinfección, disciplina del personal).

La actividad humana es una fuente potencial de contaminación ambiental. Un individuo proyecta y libera a la atmósfera entre 1.000 y 10.000 bacterias por minuto, con grandes variaciones en función de determinadas condiciones (tipo de ropa, higiene de la piel, etc) y de su actividad.

El riesgo de infección debido al aire interior de los hospitales se asocia a diversos factores, entre los que se encuentran la tasa de concentración de partículas infecciosas en el ambiente, un tiempo de exposición a las mismas suficiente, y un bajo nivel de defensas del paciente.

Una medida importante es el control bacteriológico de las superficies y el entorno del paciente. Es un control de calidad que se realiza con diferentes métodos de toma de muestras. Los límites aceptables de microorganismos en superficies están entre 15-25 UFC/ml (15 en lugares más críticos). En el medioambiente la diferencia es que no está en contacto directo el limite aceptable de microorganismos en ambiente <70 UFC/ml. Otra medida es el control de la entrada de aire que se realiza en áreas de trasplante y campanas de flujo laminar.

PLACA DE CULTIVO PARA HONGOS, SABOURAUD

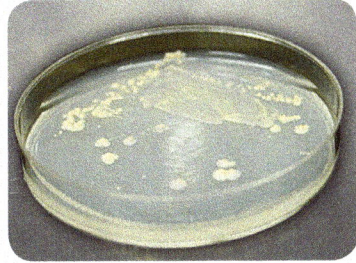

FILTRO DE AIRE DE ALTA EFICIENCIA

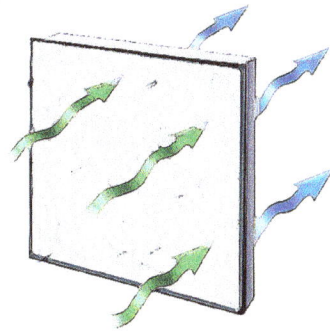

HIGHT EFFICIENCY PARTICLE ARRESTING
(Recogedor de partículas de alta eficiencia)

El umbral de bioseguridad para hongos oportunistas en **áreas** de alto riesgo debe ser igual o menor a 0,1 ufc/m3 y en **áreas de riesgo intermedio 10 ufc/m3**.

Los métodos de descontaminación actual basados en las nuevas tecnologías como el Peróxido de Hidrógeno vaporizado (VPH) permiten mantener los quirófanos y otras dependencias en condiciones óptimas de uso, con los controles implícitos en lugar de esperar el clásico cultivo de hongos que tarda unos 5 días. Al fin y al cabo, la toma de muestras con placas estándar supone un muestreo imperfecto y no abarca todas las zonas.

Es interesante conocer que los sistemas de climatización que garantizan la seguridad ambiental en los quirófanos tienen que tener las siguientes condiciones: Temperatura entre 18-26°, humedad relativa del aire 40-60%, mínimo de 15-20 renovaciones totales de aire/hora.

Lo ideal es que al menos un 20% de aire, como mínimo, debe proceder del exterior, mientras el resto puede ser aire interior recirculado, acondicionado y filtrado, un 20% debe ser aire del exterior. Debe existir una presión diferencial POSITIVA entre el quirófano y áreas adyacentes (10 pascales). Significa que la presión de aire debe ser mayor dentro del quirófano que fuera, para limitar la entrada de aire contaminado, igual que para el aislamiento protector.

El aire filtrado pasa por un filtro de alta eficacia (90%) y un filtro absoluto/HEPA en posición terminal. El sistema de climatización debe estar funcionando de manera continua.

El procedimientos de limpieza dependerá de los protocolos de cada hospital, pero debe ser diario y semanal, con agua, detergente y lejía de 40 g. de cloro libre/litro. Después se procederá a la aplicación de los nuevos productos y tecnologías que describimos a continuación, siempre después de una limpieza correcta con los métodos tradicionales.

7.2 DISCIPLINA INTRAQUIRÓFANO

Es fundamental mantener las puertas y ventanas cerradas (correderas), si se abren, NO se garantizan las condiciones antes descritas. Otro aspecto importante es respetar la circulación y ser estrictos en la vestimenta del personal.

Para hacernos una idea, si mantenemos las puertas abiertas es como si pusiéramos el aire acondicionado o la calefacción en nuestras casas y dejásemos las puertas y ventanas abiertas.

Pero en el caso del hospital, no sólo se compromete la temperatura, sino todos los demás parámetros antes descritos, como presión, humedad relativa, por no hablar de la posibilidad de contaminación con gérmenes que introducimos desde el exterior.

Los sistemas de climatización se controlan con una periodicidad que puede ser modificada por cambios, obras u otras situaciones, pero en términos generales se realiza a diario: Registro de temperatura, humedad relativa y presión diferencial, mensualmente se verifica la renovación de aire (anemómetro), y cada 6 meses se deben cambiar los filtros intermedios. Los filtros absolutos se cambiarán cuando se colmaten o haya anomalías en su funcionamiento.

7.3 SITUACIONES ESPECIALES QUE REQUIEREN INDICACIONES DE CONTROL MICROBIOLÓGICO OBLIGATORIO

- Avería o anomalías de mantenimiento del sistema de climatización
- Incremento de la temperatura por encima de 28º C
- Humedades o goteras en techos y paredes
- OBRAS DENTRO DEL BLOQUE QUIRÚRGICO
- Previo a la puesta en marcha de una nueva instalación
- Tras un caso de infección quirúrgica por hongo oportunista

7.3.1 LAS OBRAS EN EL HOSPITAL

Merecen ser tratadas como un epígrafe especial. Las obras en los hospitales pueden ser:

7.3.1.1 Accidentales

Las que se realizan para arreglar o corregir de forma inmediata un problema producido por causas fortuitas o accidentales y que, por tanto, necesitan un proceso de definición y ejecución más sencillo. Este tipo de intervenciones requieren rapidez en su ejecución. Ello no implica dejar de tener en cuenta todas las medidas de seguridad.

7.3.1.2 Programadas

Se realizan por voluntad del usuario o promotor y que, por tanto, incorporan en su proceso de definición previa de necesidades a satisfacer, la elaboración de proyectos detallados, la contratación de la obra y la programación de los trabajos, así como las labores de comunicación e información necesarias.

Es necesario tener en cuenta varios factores que afectan más a los operarios de la obra, ingenieros y todo el personal de mantenimiento y que todos debemos contribuir a mantener.

1.- Accesos del personal de la obra por entradas independientes y por áreas no críticas.

Cuando no se puedan evitar circulaciones comunes o coincidentes con las de las áreas asistenciales en actividad, se deberán construir esclusas (doble barrera) entre ambas circulaciones, manteniendo una doble circulación de personal: Personal de obra por un lado, y por otro personal sanitario, pacientes y visitantes de áreas circundantes.

2.- Señalización de la Obra.

Se procederá a la delimitación y señalización de todo el perímetro de la obra. Se debe respetar por parte de los profesionales y familiares.

3. Estanqueidad total respecto a los locales de riesgo y desvío en instalaciones climatización, agua, gases, etc

5.- Creación de zonas independientes para la entrada y salida de materiales a la obra.

6.- Descarga de escombros en emplazamientos que deben de reunir al menos los siguientes requisitos:

Alejamiento respecto a equipos de climatización y tomas de aire exterior de locales de climatización. Distanciamiento en lo posible de zonas críticas.

7.- Aislamiento de las zonas en relación a la contaminación acústica.

En este aspecto es importante definir el horario de actuaciones.

8.- Procedimientos de limpieza, durante el proceso de ejecución de las obras.

Se realizan limpiezas rutinarias, al menos de forma diaria. Las limpiezas se realizarán evitando el levantamiento, la acumulación y la transmisión de polvo.

Se debe hacer una vigilancia continuada del estado de limpieza de las áreas críticas colindantes.

9.- Medidas de Prevención contra el fuego en la Obra.

No anular la instalación contraincendios completamente, se debe dejar algún detector que cubra la zona de ejecución de la obra, con el fin de detectar cualquier conato de incendio. Esto ira acompañado junto a las medias contraincendios adoptadas en el plan de seguridad, tales como extintores, permiso de fuego, mantas ignífugas, etc.

10. Evitar dañar las conducciones subterráneas de agua, pues la contaminación con polvo del agua y su posterior aerosolización puede causar legionelosis en los pacientes inmunodeprimidos.

Una vez finalizada la obra se procederá a realizar una limpieza general con métodos de aspiración: El área debe ser limpiada y aspirada antes y después de la retirada de las barreras de aislamiento. Se verificará el correcto funcionamiento del sistema de climatización, eléctrico, gases, informática y demás instalaciones afectadas.

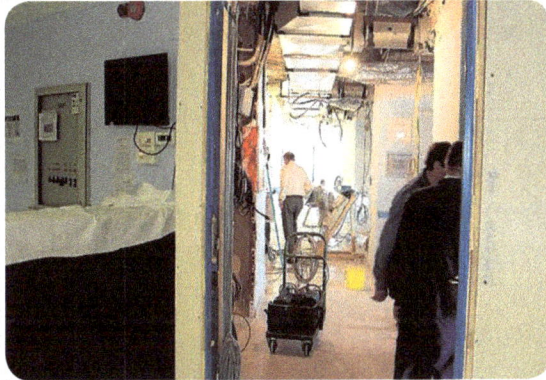

CONTAMINACIÓN AMBIENTAL EN OBRAS DE HOSPITALES

- Se debe realizar control microbiológico, sobre todo fúngico, así como la limpieza y soplado de circuitos de climatización y extracción.

- Inspeccionar el área después de que las barreras han sido retiradas para asegurar una limpieza correcta.

Para garantizar la seguridad de la zona antes de atender pacientes, tenemos que realizar una limpieza terminal exhaustiva, la cual se realizará desde las zonas limpias a las sucias. (Capítulo 15) pero en el siglo XXI, no nos podemos conformar con los métodos tradicionales únicamente.

De acuerdo con algunos estudios publicados, la limpieza ambiental puede reducir el número de patógenos presentes en las superficies y reducir el riesgo de adquirir una infección. La influencia que tiene una correcta limpieza y desinfección hospitalaria en la prevención de IRAS es objeto de muchos estudios, donde se estima que el 20% de las infecciones tienen un origen ambiental, como hemos señalado al principio del capítulo. Además, debido principalmente al carácter manual que tienen los métodos de limpieza actualmente disponibles, muchos estudios observacionales han puesto en evidencia la insuficiente y extremadamente variable meticulosidad de la limpieza.

En este sentido, se han desarrollado nuevas herramientas para verificar y objetivar la limpieza de superficies de contacto frecuente, especialmente de aquellas que pueden suponer un riesgo para el paciente. La detección de residuos de ATP

(Adenosín trifosfato, presente en casi cualquier residuo orgánico) es uno de los métodos para medir calidad de la limpieza.

La desinfección se puede realizar mediante procedimientos químicos o físicos, como la radiación UV y la temperatura. Los métodos químicos son actualmente el método de elección, por su facilidad de uso y bajo coste. La desinfección generalmente inactiva todas las formas de los microorganismos que son metabólicamente activas, aunque no necesariamente todas las formas bacterianas, como las esporas.

El único proceso que garantiza la eliminación de todos los microorganismos, en su estado activo o latente, es la ESTERILIZACIÓN.

7.4 CLASIFICACIÓN DE LAS ÁREAS HOSPITALARIAS EN FUNCIÓN DE RIESGO

La norma UNE 171340:2012 clasifica las áreas hospitalarias en función del riesgo y el tipo de ventilación/filtración asociado en:

1. Áreas de muy alto riesgo: Tres niveles de filtración (incluido HEPA) y flujo unidireccional.

2. Áreas de alto riesgo: Tres niveles de filtración (incluido HEPA). Establece cuatro

diferenciaciones: con flujo mezcla, con flujo mezcla turbulento, salas en sobrepresión y salas en depresión.

3. Áreas de riesgo intermedio: Con requisitos medios de filtración (Sin HEPA terminal).

7.5 PROCEDIMIENTOS PARA REALIZAR EL MUESTREO MICROBIOLÓGICO DEL AIRE

Los fundamentales son los siguientes:

Estáticos: Sedimentación pasiva. Se basa en dejar placas abiertas durante un tiempo determinado, esperando que se depositen sobre ellas los microorganismos suspendidos en el aire. Es el método más elemental.

Volumétricos: Entre ellos, el método de primera elección, recomendado por la Norma UNE 171340, es el método por impacto, donde el dispositivo muestreador hace pasar un volumen de aire determinado a través de una rejilla, impactándolo contra un medio de cultivo. La velocidad de impacto debe ser suficientemente elevada para permitir captar las partículas viables de un tamaño superior a 1 micra

Inmaculada Salcedo Leal I Mª Jesús Romero Muñoz I Rafael Ruiz Montero I Adrián Hugo Aginagalde

y suficientemente baja como para garantizar su viabilidad y evitar su alteración mecánica o ruptura celular. Otros métodos volumétricos menos utilizados son: método Andersen (impacto en cascada), impacto en diferentes caudales, filtración por membrana, burbujeo en caldo (impingers) y centrifugación (Sampler RCS). Son **técnica**s de muestreo por impacto, recomendada en Norma UNE 171340

Al no existir una normativa aceptada universalmente, hay discrepancias en la literatura en cuanto a si hay que valorar todos los hongos, sólo los filamentosos o sólo *Aspergillus*.

Según la Norma UNE 171340, se deben tener en cuenta hongos de las especies *Aspergillus, Rhizopus, Mucor y Scedosporium*.

La presencia de una sola colonia de este tipo de hongos en el aire de una zona de muy alto o alto riesgo es anormal y puede indicar anomalías en los sistemas de filtrado del aire.

7.6 ANTE CONTROLES POR ENCIMA DE LOS LÍMITES ACEPTABLES, ¿QUÉ HACER?

1. Revisar la climatización para detectar posible causa.

- Tipo e integridad de los filtros.

- Ultimo cambio de filtros.

- Limpieza de rejillas y de conductos.

- Revisión de presiones diferenciales, renovaciones aire/hora.

2. Limpieza terminal del área (superficies horizontales y verticales, incluyendo dispositivos médicos y fungibles) con desinfectante de superficies apropiado y limpieza de rejillas.

3. Revisión de los aspectos higiénicos y de la circulación del personal en el quirófano.

4. Nueva toma de muestras

En los quirófanos de muy alto riesgo, donde se realizan intervenciones que implican apertura de cavidades, etc y se usa alta tecnología la actividad debe suspenderse hasta tener constancia de ausencia de hongos en una nueva muestra tras las acciones correctivas.

En los quirófanos convencionales y ambulatorios, en los que no se realiza cirugía de alto riesgo, la decisión de suspender o no la actividad cuando se sobrepasen los niveles de alerta será valorada, por Medicina Preventiva de acuerdo con la Dirección del Área Quirúrgica y la Dirección Médica de cada centro en función de otros parámetros, además del microbiológico.

La presencia de un número de UFC de bacterias por encima de los niveles aceptables en quirófanos obliga a realizar las mismas tareas antes descritas, pero la suspensión o no de la actividad se realizará en función de otros parámetros, además del microbiológico (Tipo de quirófano, existencia de quirófanos alternativos, características de los pacientes en LEQ (Lista de Espera Quirúrgica), procedimientos no demorables, etc).

En ambos casos se realizará **nueva verificación de la bioseguridad** tras la aplicación de las medidas de mejora y si confirma bioseguridad se reanuda la actividad quirúrgica (en caso de que esta se hubiese suspendido). En estos casos la lectura parcial a los tres días puede ser suficiente para liberar la actividad en el quirófano cuando esta se suspendió por esta causa.

En las habitaciones de aislamiento protector, ocupadas por pacientes inmunocomprometidos, ante una situación de biocontaminación se trasladará al paciente a otra habitación que cumpla con los requerimientos mínimos, realizándose una nueva verificación tras la aplicación de las medidas de mejora.

En el resto de áreas, ante una situación de biocontaminación, se realizarán las propuestas de mejora de forma inmediata y se valorará la necesidad de clausurar el área, o bien, repetir la verificación una vez llevadas a cabo las recomendaciones.

Entre los desinfectantes, que son motivo de otro capítulo, están el glutaraldehído, que se ha utilizado mucho y se sigue usando, pero es bastante irritante. El peróxido de hidrógeno, cuya efectividad como agente desinfectante en el entorno asistencial está rigurosamente contrastada; produce radicales hidroxilo libres, los cuales atacan los lípidos de membrana, el ADN y otros componentes celulares de los microorganismos.

El peróxido de hidrógeno puede emplearse como esterilizante cuando se usa a una concentración superior a la empleada en desinfección (6-25%).

Inmaculada Salcedo Leal | Mª Jesús Romero Muñoz | Rafael Ruiz Montero | Adrián Hugo Aginagalde

7.7 UTILIZACIÓN DE LAS NUEVAS TECNOLOGÍAS Y PRODUCTOS

En el siglo XXI, y sabiendo el coste que suponen las infecciones relacionadas con la atención sanitaria, todos los expertos coinciden en que hay que incorporar nuevas, y no tan nuevas, tecnologías para contribuir a la disminución de las IRAS.

Vamos a describir las que más han demostrado su eficacia, efectividad y eficiencia.

7.7.1 PEROXIDO DE HIDRÓGENO VAPORIZADO VHP

Una de las formas más habituales e innovadoras de desinfección correctiva de alto nivel es el peróxido de hidrógeno vaporizado (VHP). Este sistema es compatible con más del 95% de equipos médicos y materiales en los que ha sido probado, y es efectivo frente a bacterias vegetativas, incluyendo micobacterias. Se usó para el Ébola en nuestros hospitales cuando se aislaron los casos de este virus que se atendieron en nuestro país. Puede biodescontaminar habitaciones de hasta 300 metros cúbicos.

SISTEMA DE BIODESCONTAMINACIÓN MÓVIL

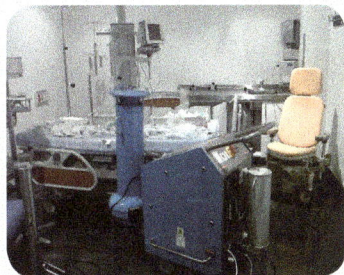

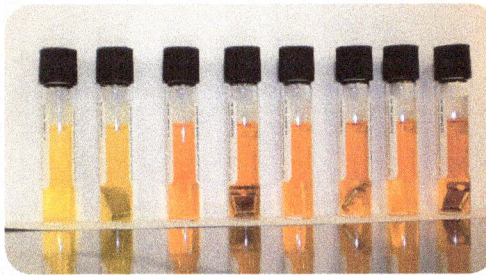

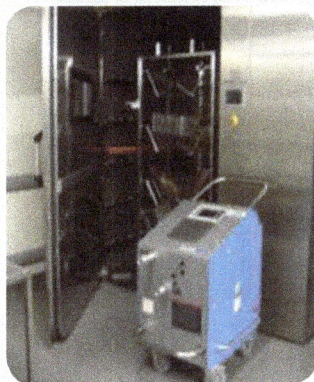

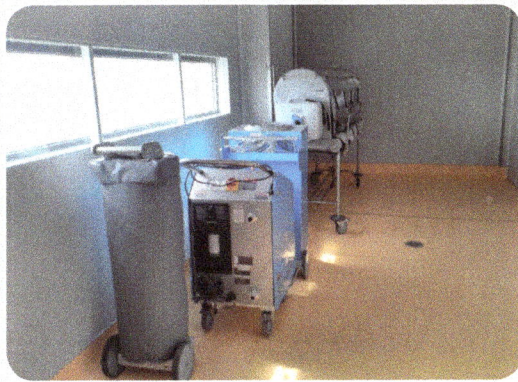

El sistema de Bio-Descontaminación VHP es un generador móvil de Peróxido de Hidrógeno Vaporizado diseñado para su utilización en los procesos de desconta-minación biológica ambiental de todo tipo de zonas en las diferentes instalaciones sanitarias, quirófanos, salas de UCI y aislamiento, pero sobre todo está indicado en la descontaminación tras obras en el hospital.

El proceso se realiza a temperatura ambiente. Se utiliza vapor "seco" a bajas concentraciones de peróxido de hidrógeno que presenta un amplio espectro anti-microbiano con una rápida eficacia virucida, bactericida, fungicida y esporicida. Así mismo, presenta capacidad para inactivar priones, característica especialmen-te importante en hospitales y centros sanitarios que desarrollan actividad quirúrgica invasiva. La inactivación de priones mediante VHP se realiza en cámara cerrada, y sobre instrumental.

CARACTERISTICAS

- Facilidad de uso.

- Portátil, preparado para transportarlo hasta la zona de descontaminar.

- Proceso reproducible y validable.

- Trazabilidad: Información del ciclo detallando tiempo y concentración de H2O2 en registro electrónico.

- Seguro medioambientalmente. Sin residuos tóxicos (vapor de agua y oxigeno).

- Compatible con la mayoría de los materiales.

- Descontaminación de equipos electromédicos.

El proceso de bio-descontaminación ambiental VHP viene a completar a los protocolos de limpieza y desinfección vigentes en los hospitales, con el objetivo de alcanzar un mayor nivel de eficacia y eficiencia que garanticen la seguridad de nuestros pacientes.

La bio-descontaminación con peróxido de hidrógeno no tiene capacidad resi-dual, por lo tanto, para mantener sus efectos se deben cumplir y extremar buenas prácticas como la higiene de manos, correcta circulación de personas, manteni-miento de presiones positivas, etc.

El proceso de bio-descontaminación permite actuar en espacios amplios lo que optimiza el número de sesiones. El tiempo de duración del proceso se estima en 5h, aunque debemos considerar que este tiempo es el de la emisión de vapor de peróxido de hidrógeno. Teniendo en cuenta que el proceso requiere la ausencia de personas y el corte o cierre de la ventilación, en determinadas áreas hospitalarias será necesario sectorizar la zona a biodescontaminar, aumentando este tiempo en varias horas más, con las posibles repercusiones asistenciales que esto pueda derivar.

El VHP es compatible con la mayoría de los materiales del entorno hospitalario y equipos electromédicos. Algunos materiales como el cobre, el latón, o con alto contenido en celulosa pueden causar una degradación del peróxido. Se aconseja que, si no es imprescindible su descontaminación, se retiren de la zona para asegurar la eficacia del proceso.

7.7.2 PERÓXIDO DE HIDRÓGENO NEBULIZADO

Otra metodología relativamente reciente en la que se emplea el peróxido de hidrógeno es en forma de aerosoles, el conocido como peróxido de hidrógeno nebulizado, método menos costoso que en forma de vapor, pero cuya distribución homogénea por todas las estancias en las que se aplica no está probada, ya que las partículas del compuesto se ven afectadas por la gravedad.

7.7.3 SPRAYS DE AMONIOS CUATERNARIOS DE ÚLTIMA GENERACIÓN

Otro sistema muy cómodo de usar y altamente coste-efectivo es el **Spray NDP Air Total + Green** es un producto para la desinfección de superficies clínicas por vía aérea. La válvula **"one-shot"** nebuliza el desinfectante en una sola aplicación, permitiendo el acceso del producto a rincones difícilmente accesibles mediante otros medios. Tiene un amplio espectro biocida y rapidez de acción frente a bacterias, hongos, micobacterias y virus.

No contiene gases inflamables ni ingredientes tóxicos, lo que permite su uso en lugares donde otros productos no pueden ser aplicados. Es totalmente compatible con todo tipo de materiales y componentes electrónicos. Se trata de un producto Sanitario CE Clase IIa, elaborado a partir de una mezcla sinérgica (NDP) de ingredientes activos, con amonios cuaternarios de última generación combinados con agentes coadyuvantes y extractos activos de aceites esenciales.

Libre de gases inflamables y de ingredientes tóxicos, lo cual permite su utilización en lugares donde otros productos no pueden ser aplicados. Tiene un amplio espectro biocida y elimina olores provocados por la descomposición bacteriana. El sistema es la desinfección sobre todo de superficies por vía aérea, para uso ambiental y en ámbito clínico.

Modo de funcionamiento

Descarga total a través de su válvula "one-shot", que permite nebulizar el contenido en una sola aplicación.

La nebulización permite el acceso de la fórmula desinfectante a rincones difícilmente accesibles mediante otros medios, lo que hace a NDP Air Total+ ideal en desinfecciones terminales.

Estos sistemas se pueden utilizar en quirófanos, salas de aislamiento infeccioso, ambulancias, laboratorios, salas blancas, consultas donde se han atendido muchos pacientes, por ejemplo el spray es ideal en centros de salud, consultas odontológicas, veterinarias, conductos de aire acondicionado, e incluso en trasportes colectivos y zonas de gran hacinamiento de pacientes.

SPRAY DESINFECTANTE PARA SUPERFICIES

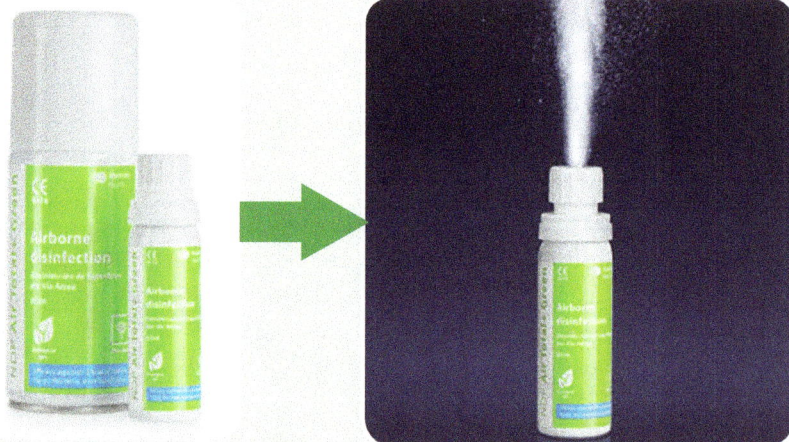

APLICACIÓN DEL SISTEMA DE DESCONTAMINACIÓN DE SUPERFICIES

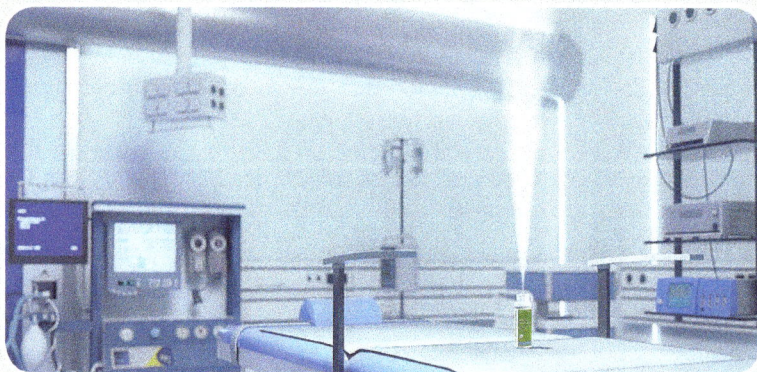

Inmaculada Salcedo Leal I Mª Jesús Romero Muñoz I Rafael Ruiz Montero I Adrián Hugo Aginagalde

7.7.4 RADIACIONES ULTRAVIOLETA

Existen varios tipos: Radiación UV mediante lámparas de mercurio. Las lámparas de mercurio se han empleado tradicionalmente para el tratamiento y desinfección de aguas residuales y la desinfección del aire. Sin embargo, han proliferado las tecnologías que emplean lámparas de vapor de mercurio que emiten luz ultravioleta C para la desinfección de espacios hospitalarios.

La radiación UV-C que emiten estas lámparas se caracteriza por ser de longitud de onda corta (100-280 nm) y poseer un efecto microbicida. La actividad antimicrobiana de las luces UV se concentra en el rango 200-280 nm, mientras que el mercurio emite más del 90% de su radiación a una longitud de onda de 253,7 nm, lo cual se aproxima al punto máximo de desinfección. La inactivación de microorganismos resulta de la destrucción de su material genético mediante la inducción de dímeros de timina en el ADN. Esta inactivación es mucho más efectiva en bacterias y en virus, aunque también se han obtenido resultados positivos con menos frecuencia en esporas.

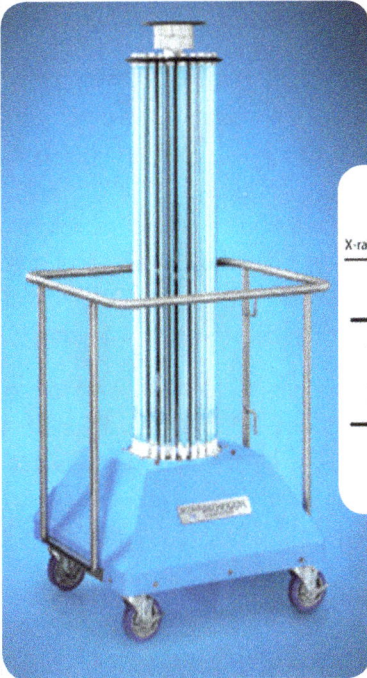

LAMPARA DE MERCURIO DE
RADIACIÓN UV-C

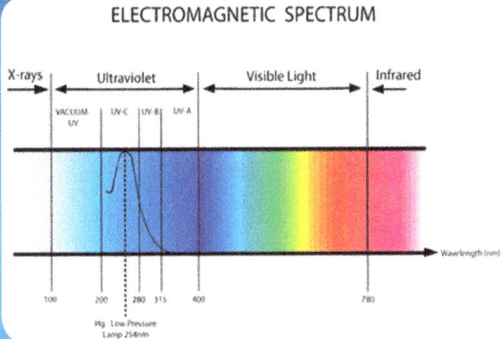

ELECTROMAGNETIC SPECTRUM

Aunque las aplicaciones de esta tecnología en el ámbito hospitalario pueden ser muy numerosas debido al fácil uso y al relativo corto tiempo de exposición necesario para que surta efecto (varía en función de las dimensiones del espacio a desinfectar, pero suele rondar los 45-80 minutos), su uso no acaba de ser bien acogido en la comunidad asistencial debido principalmente a que su efectividad germicida y uso dependen de:

- La presencia de materia orgánica.

- Longitud de onda.

- Temperatura.

- Tipo de microorganismo.

- Intensidad UV, la cual a su vez depende de la distancia y de la limpieza de las lámparas. Se piensa que el uso de este método en los centros asistenciales se limita a la destrucción de microorganismos aéreos y la inactivación de microorganismos de las superficies, nunca a la esterilización de objetos.

Se recomienda el uso de estos dispositivos en varias posiciones para garantizar que la radiación se distribuye homogéneamente por todas las superficies debido al efecto sombra de los rayos UV , y siempre en habitaciones o espacios vacíos, lo cual puede implicar un aumento del tiempo necesario para llevarlo a cabo.

7.7.5 DISPOSITIVOS DE XENON PULSADO

Esta tecnología es alternativa para la desinfección mediante radiación UV del tipo C y, aunque de momento su uso no se encuentra muy extendido en el entorno hospitalario, ya se ha implantado en muchos hospitales de Estados Unidos. Las lámparas empleadas en estos dispositivos generan luz pulsada de amplio espectro y alta intensidad, emitiendo en todo el espectro germicida (200-280 nm) Al igual que las luces de mercurio, las luces de xenón pulsado provocan la dimerización de la timina en el ADN de los microorganismos, aunque con un espectro mucho más amplio.

También inactivan bacterias mediante otros mecanismos complementarios como la fotohidratación, la fotolisis y el foto-entrecruzamiento, lo cual permite una inactivación de los microorganismos mucho más rápida y efectiva. Así, este sistema es efectivo frente a esporas y organismos vegetativos en tan sólo 5 minutos, si bien se recomienda, al igual que con las lámparas de mercurio, realizar varios ciclos por estancia para mitigar la pérdida de eficacia que genera el efecto sombra.

La luz pulsada de xenón es efectiva frente a un amplio rango de microorganismos, incluyendo virus, esporas, algunos hongos y organismos multirresistentes, consiguiendo una reducción logarítmica de la carga microbiana de tres órdenes de magnitud. Al igual que ocurre con el mercurio, la radiación emitida por el xenón puede provocar irritaciones oculares leves, aunque se considera inocuo y no presenta ningún peligro para los pacientes y profesionales. En cualquier caso, los dispositivos de desinfección que emplean luz UV disponen de sistemas de seguridad y sensores de movimiento para evitar accidentes y exposiciones a la radiación. Los residuos que se generan durante el proceso son de rápida disipación, con la particularidad de que las lámparas de xenón son fácilmente desechables sin necesidad de ser tratadas como residuo tóxico o peligroso.

LAMPARA DE LUZ DE XENON

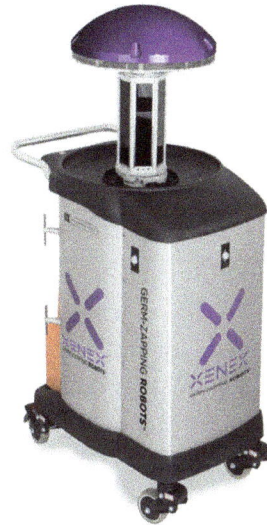

Además de su utilización en estancias hospitalarias como habitaciones de hospitalización, quirófanos, UCIs, salas de exploración y boxes de urgencias, las luces de xenón pueden emplearse para desinfectar equipos de protección individual (EPIs) de los profesionales sanitarios y no sanitarios.

7.7.6 SUPERFICIES DE COBRE Y PLATA

Las propiedades antisépticas del cobre han sido utilizadas en los pomos de las puertas para evitar la propagación de microorganismos en los hospitales a través de las manos. Se emplea como material de superficies de riesgo, debido a sus propiedades auto-esterilizantes. Se piensa que el cobre actúa mediante un mecanismo denominado "contact-killing" o muerte por contacto. Otro metal de uso habitual como antimicrobiano es la plata. Usada tradicionalmente como agente profiláctico y terapéutico en quemaduras, actualmente se emplea en sistemas de ionización para la Legionella y como revestimiento de algunas superficies junto con zinc.

7.7.7 SISTEMAS DE OZONO VAPORIZADO

Al igual que la radiación UV, el ozono se ha empleado durante muchos años como desinfectante de agua como etapa previa a la potabilización, y en piscinas y spas. Su estructura química y su elevada reactividad le convierten en un poderoso oxidante, con actividad antimicrobiana reconocida, pero con una vida media de tan sólo 22 minutos debido a su inestabilidad. Es tóxico para los humanos en concentraciones superiores a 0,1 ppm, a diferencia del peróxido cuyo umbral de toxicidad es 1 ppm, por lo que es necesario realizar un control riguroso de fugas y monitorización de los procesos de desinfección.

Las nuevas tecnologías eliminan el error asociado al factor humano al que están supeditados los métodos de desinfección y limpieza tradicionales de carácter manual. De esta forma, si se combinan ambos tipos de metodologías se podría conseguir una desinfección óptima y mejora en la prevención de infecciones, con una eliminación de microorganismos como C. difficile y MRSA de hasta el 99,99%.

EQUIPO DE OZONO VAPORIZADO

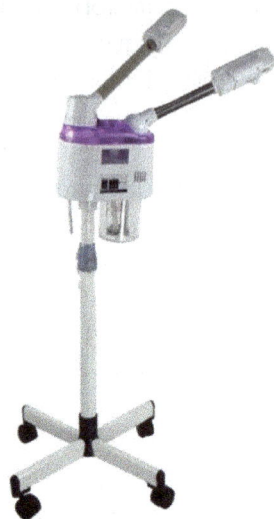

7.7.8 PURIFICADORES DE AIRE

Son sistemas de depuración del aire mediante filtros, con un motor que debe ser lo más silencioso posible y un sistema de ventilador para distribuir el aire limpio después de varias etapas de filtrado.

Los más recomendados son los que tienen el motor del ventilador en la zona central del aparato, porque hacen menos ruido que los depuradores de aire convencionales, los que disponen de filtros insonorizantes y sistemas de doble pared.

Los amortiguadores de choques, que sostienen el ventilador, garantizan que las vibraciones no pasen a la caja.

Con los depuradores de aire normales hay que adivinar cuándo es necesario cambiar los filtros, o hay que utilizar un temporizador preestablecido. Otros llevan un monitor

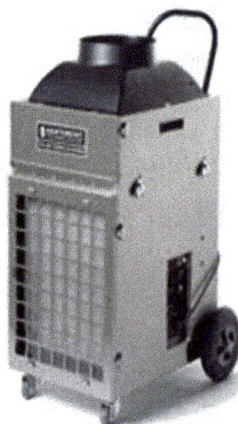

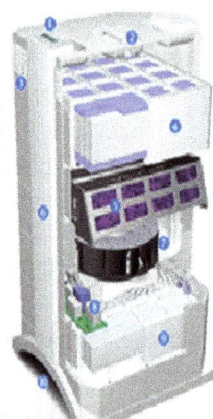

Inmaculada Salcedo Leal | Mª Jesús Romero Muñoz | Rafael Ruiz Montero | Adrián Hugo Aginagalde

inteligente de vida útil de los filtros que tiene en cuenta el uso real, los ajustes de velocidad y las condiciones de calidad del aire. Esto asegura un mayor rendimiento

Los hay con indicadores luminosos del filtro y con hasta seis opciones de velocidad del ventilador.

Es una medida más para el control medioambiental de los centros sanitarios y contribuir a evitar las infecciones.

7.8 NECESIDAD DE LA INCORPORACIÓN DE NUEVAS TECNOLOGÍAS

A pesar de que los avances en métodos de desinfección y limpieza han sido notables en los últimos siglos y la adherencia a la higiene de manos es cada vez mayor, son necesarios esfuerzos adicionales para alcanzar la excelencia asistencial, ya que los métodos tradicionales de limpieza y desinfección no generan una respuesta suficiente para la prevención de IRAS.

El análisis del actual estado en estos ámbitos y la opinión de los expertos , corroboran la aplicación de las metodologías de forma correcta, aunque con importantes oportunidades de mejora. La necesidad de afrontar las nuevas necesidades y retos de los centros asistenciales, debe partir necesariamente de la innovación y el desarrollo de nuevas tecnologías, ya que si hay algo que caracteriza a la higiene hospitalaria, es el estancamiento tecnológico y metodológico que sufre.

La combinación de métodos de limpieza y desinfección tradicionales, como la microfibra y la desinfección con compuestos clorados, y métodos más innovadores y de carácter automático, supondría reducir el riesgo asociado al factor humano que rige estos procesos y lograr una óptima reducción de microorganismos presentes en las superficies. La efectividad de los métodos automatizados está demostrada incluso en ausencia de una desinfección y limpieza manual previa, consiguiendo eliminar el 67-73,1% de los microorganismos de las superficies, y logrando inactivar la flora microbiana al completo del 9,6% de todas las superficies expuestas.

Con la combinación de limpieza manual y desinfección automatizada, no sólo se mejora el porcentaje de reducción alcanzado mediante los métodos tradicionales sino que la carga microbiana presente en espacios y superficies se reduce en un 99,99%. Esto implica la reducción de la flora ecológica de los espacios hospitalarios a niveles mínimos equiparables, en su contexto, a la esterilización.

La mejora en el rendimiento de los métodos de limpieza y el aumento del porcentaje de eliminación de microorganismos presentes en superficies hasta el 99,99 %, hará que de forma lógica se reduzca la probabilidad de adquirir una

IRAS; si bien la implantación de estas nuevas metodologías de limpieza y desinfección han de ir acompañadas de otras medidas como la formación del personal y la monitorización de resultados, para que sean realmente efectivas

La divulgación de este conocimiento es fundamental, así como la difusión e intercambio de buenas prácticas. Así, se puede mejorar la imagen de los centros a nivel nacional e incluso internacional, y posicionarlo como referente innovador en gestión del riesgo y la seguridad de los pacientes.

7.9 UNE SIGNIFICA "UNA NORMA ESPAÑOLA"

Una "Norma" es una documentación elaborada por el consenso de un grupo de expertos, con pretensiones de aportar un conocimiento técnico definitivo. Las UNE, por tanto, son un conjunto de normas tecnológicas creadas por los Comités Técnicos de Normalización (CTN), de los que forman parte todas las entidades y agentes implicados e interesados en los trabajos del comité. Por regla general estos comités suelen estar formados por AENOR (Asociación Española de Normalización y Certificación), fabricantes, consumidores y usuarios, administración, laboratorios y centros de investigación.

Tras su creación, tienen un período de seis meses de prueba en la que son revisadas públicamente, para después ser redactadas definitivamente por la comisión, bajo las siglas UNE. Son actualizadas periódicamente y deben adaptarse a las normas superiores o de rango europeo (EN) cuando ambas coexistan.

Las normas se numeran siguiendo una clasificación decimal. El código que designa una norma está estructurado de la siguiente manera:

7.9.1 Normativa relacionada con la bioseguridad ambiental en hospitales

- **REAL DECRETO 1027/2007**, de 20 de julio, por el que se aprueba el Reglamento de Instalaciones Térmicas en los Edificios (RITE)

- **UNE 100705:1991**. Climatización. Medición del caudal de aire en rejillas o difusores.

  Método de compensación de la presión. UNE-EN 13098:2001 Atmósferas en el lugar de trabajo. Directrices para la medición de microorganismos y endotoxinas en suspensión en el aire.

- **UNE-EN ISO 14644**

- **UNE-EN ISO 14644** Salas limpias y locales anexos controlados.Clasificación de la contaminación molecular transportada por el aire. (ISO 14644-8:2006).

Inmaculada Salcedo Leal I Mª Jesús Romero Muñoz I Rafael Ruiz Montero I Adrián Hugo Aginagalde

- **UNE 100012:2004** Higienización de Sistemas de Climatización

- **UNE-EN ISO 14698-1:2004** Salas limpias y ambientes controlados asociados. Control de la biocontaminación.

- **UNE 100713:2005** Instalaciones de acondicionamiento de aire en hospitales

- **UNE 171212:2008.** Calidad de aire interior. Buenas prácticas en las operaciones de limpieza.

- **UNE 171330-1:2008.** Calidad ambiental en interiores

- **UNE 171330-2:2009.** Calidad ambiental en interiores.

- **UNE-EN 1822-1/5:2010.** Filtros absolutos (EPA, HEPA y ULPA).

- **UNE 171340:2012.** Validación y cualificación de salas de ambiente controlado en hospitales.

- **UNE-EN 15780:2012** Ventilación de edificios. Conductos. Limpieza de sistemas de ventilación.

Existen otras muchas normas concernientes a la ventilación y climatización y, en especial, a sus sistemas e instalaciones, pero, como es obvio, no serán descritas en este capítulo.

7.10 BIBLIOGRAFÍA

- *Guidelines for Environmental Infection Control in Health-Care Facilities. Recommendations of CDC and the Healthcare Infection Control Practices.* U.S. Department of Health and Human Services Atlanta, GA 30333(2003) Internet. Disponible en: http://www.cdc.gov/mmwr/preview/mmwrhtml/rr5210a1.htm. 2013

- *Recomendaciones para la Verificación de la Bioseguridad Ambiental (BSA) respecto a Hongos Oportunistas.* Grupo de trabajo de la Sociedad Española de Medicina Preventiva, Salud Pública e Higiene y el INSALUD. Madrid, 20 de marzo del 2000. Internet. Disponible en: http://www.sempsph.com/es/. 2013

- *Recomendaciones para la Vigilancia, Prevención y Control de Infecciones en Hospitales en Obras.* Grupo de Trabajo de la Sociedad Española de Medicina Preventiva, Salud Pública e Higiene y el INSALUD. Madrid, 2000. Internet. Disponible en: http://www.sempsph.com/es/.

- *Contamination fongique dans les immeubles publics: Effets sur la santé et méthodes d'évaluation.* Santé Canada. 2004. ISBN 0-662-77180-X.

- *Qualité de l'air en bloc opératoire.* Dossier. Salles propres. Nº 61. Avril-mai 2009.

- *La Qualité de l'Air au Bloc. Opératoire. Racommandations d'experts.* SSFH. GR-AIR/ octobre 2004. Internet. Disponible en: www.sfhh.net. Consultado 16/08/2013

- *Guía práctica para el diseño y mantenimiento de la climatización en quirófanos.* Subdirección General de Obras, Instalaciones y Suministros. 1997. Instituto Nacional de la Salud. Ministerio de Sanidad y Consumo.

- *Bloque quirúrgico. Estándares y recomendaciones.* Informes, estudios e investigación 2009. Ministerio de Sanidad y Política Social.

- *Guía de buenas prácticas para la seguridad y la sostenibilidad del área quirúrgica,* Servei Catalá de Salut (Departament de Salut. Generalitat de Catalunya. 2012)

- *Recomendaciones para la minimización de los riesgos microbiológicos asociados a las infraestructuras hospitalarias de Osakidetza.* Coordinación de Programas de Salud Pública. Dirección de Asistencia Sanitaria. Osakidetza / Servicio vasco de salud. ISBN: 978-84-89342-95-8.

- *Armadans-Gil L, et al. Particle counting and microbiological air sampling: Results of the simultaneous use of both procedures in different types of hospital rooms.* Enferm Infecc Microbiol Clin. 2012. doi:10.1016/j.eimc.2012.01.005

- *Ruiz-Camps et al. Recomendaciones sobre la prevención de la infección fúngica invasora por hongos filamentosos de la Sociedad Española de Enfermedades Infecciosas y Microbiología Clínica* (SEIMC). Enferm Infecc Microbiol Clin. 2010; 28(3):172. e1–172.e21

- *Documentos técnicos de instalaciones en la edificación DTIE 1.06. Instalación de climatización en hospitales.* Pastor Pérez, Paulino. Ed. ATECYR. ISBN: 978-84-95010-31-5. Madrid 2012.

  http://www.sempsph.com/images/stories/recursos/pdf/protocolos/2012/108_Bioseguridad_Ambiental_frente_a_Hongos.pdf

- http://www.sociedadandaluzapreventiva.com/wp-content/uploads/2014/09/protocolo-bioseguridad-SAMPSP.pdf

- **Airbone viable microorganismes in office environements: sampling protocol and analytical procedures** Applied Industrial Hygiene 1(4) R19-R23 (1986)

- ACGIH, COMMITEE ACTIVITIES AND REPORTS **Guidelines for asessment and sampling of saprophytic bioaerosol in the indoor environment** Applied Industrial Hygiene 2(5) R10-R16 (1987)

- ACGIH, COMMITEE ACTIVITIES AND REPORTS **Guidelines for the assessment of bioaerosols in the incloor environment** ACGIH, Cincinnati, Oh. USA, 1989.

- ADSA-MICRO **Manual de medios de cultivo para microbiología** ADSA, Barcelona, 1989

- MARTÍ MA. C. **Evaluación de contaminantes biológicos en aire en un laboratorio dental. ITB /27.90** INSHT. Barcelona, 1990

- MARTÍ MA. C. **Determinación de contaminantes biológicos en ambientes cerrados** II Conferencia Nacional de Higiene IndustriaL Valencia, 16-18, Noviembre 1988

- Prevention and control of nosocomial pulmonary aspergillosis. In CDC Guidelines for Prevention of Nosocomial Pneumonia, 1994. MMWR 1997; 46(Nº RR-1): 58-62.

- Manuel RJ, Kibbler CC. The epidemiology and prevention of invasive aspergillosis. Journal of Hospital Infection 1998;39:95-109.

- Malangoni MA. Critical Issues in Oper ating Room Management. Lippincontt Raven. New York 1997. Pag: 20.

CAPÍTULO 8

¿QUÉ RIESGO TENGO EN UN CENTRO
DE SALUD?

CAPÍTULO 8

¿QUÉ RIESGO TENGO EN UN CENTRO DE SALUD?

La prevención y el control de las infecciones relacionadas con la Atención Sanitaria en los Centros de Salud y consultorios es una prioridad en salud pública al igual que en el resto del Sistema Sanitario.

Teniendo en cuenta que en un centro de salud de gran tamaño pueden acudir a diario más de 1.500 personas entre pacientes y familiares, la prevención de las enfermedades transmisibles es un factor importante a tener en cuenta.

Hay diferencias entre los distintos centros de Atención Primaria (AP): no es igual un consultorio que un centro grande y además pueden ser rurales o urbanos, con una mayor o menor amplitud de servicios. En los centros de salud más grandes hay múltiples consultas de médicos de familia con un promedio de 35 pacientes diarios, pediatras con un número similar de niños que atender, salas de extracciones de enfermería, consultas de enfermería, educación maternal, en algunos casos hasta pruebas diagnósticas, radiología, ecografías etc. Todos estos pacientes con los correspondientes familiares y acompañantes suponen un volumen de personas nada despreciable. Por lo tanto las medidas de prevención cobran mucha importancia y son válidas para todos.

Si preguntásemos en los centros de Salud a los profesionales que allí trabajan o a los pacientes, ¿qué riesgo tienen en la adquisición de una infección relacionada con la atención sanitaria? Seguramente responderían, en muchos casos, que eso se da más en el hospital. Como mucho, se insiste periódicamente en la higiene de manos y en el manejo del instrumental de las salas de curas. En los Centros de Salud, no pensamos con frecuencia en la trasmisión de infecciones relacionadas con la Atención Sanitaria.

Otra cosa es que los pacientes consulten a su médico de familia por cuadros infecciosos. Pero nos referimos a trasmisiones cruzadas entre personas.

En la actualidad, la tendencia a facilitar altas hospitalarias precoces para acortar las listas de espera y también evitar las infecciones nosocomiales, favorece que los profesionales de Atención Primaria asuman tratamientos cada vez más complejos por un lado, y por otro, realicen técnicas y procedimientos invasivos que evitan la derivación al hospital, por lo que es común realizar procedimientos que pueden conllevar riesgo de infección.

CONSULTORIO DE NAVAS DE SAN JUAN (JAÉN)

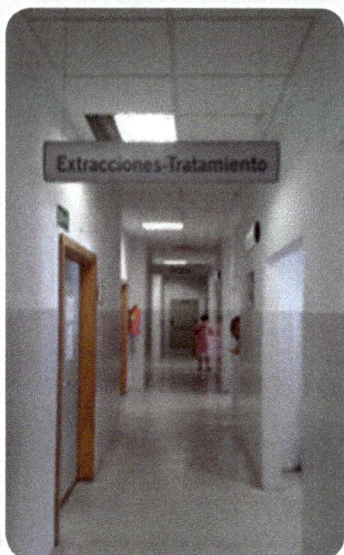

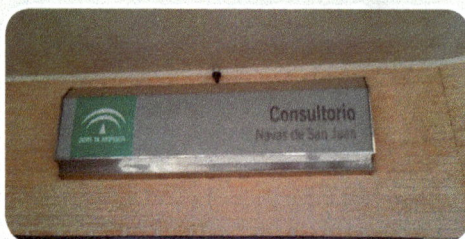

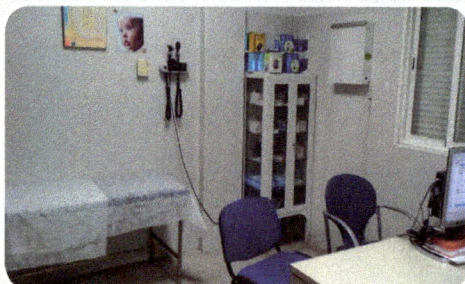

Sin embargo, en el marco de la AP no se sospecha el riesgo de infección relacionada con la Atención Sanitaria y, en ocasiones, se realizan determinados procedimientos sin seguir las normas y criterios de calidad.

Asumimos que los pacientes que acuden a los Centros de Salud no son graves, son inmunocompetentes, es decir, con las defensas en perfecto estado y que no se transmiten infecciones o si ocurre, no causan un grave problema. Pero no siempre es así. Además, no podemos olvidar todas las actuaciones en materia de salud pública que se realizan en la Comunidad, y cuya función es evitar casos incidentes de enfermedades trasmisibles y evitar la aparición de brotes. Hablamos de brote cuando se producen varios casos juntos de una misma enfermedad, con un nexo común y que no debería haberse producido. Se considera que hay una epidemia cuando el número de casos observados superior a los esperados.

CENTRO DE SALUD SECTOR SUR (CÓRDOBA)

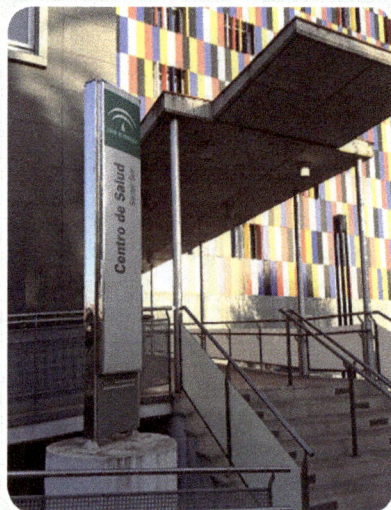

Inmaculada Salcedo Leal I Mª Jesús Romero Muñoz I Rafael Ruiz Montero I Adrián Hugo Aginagalde

Como en el caso del hospital, hay que conocer bien los mecanismos de trasmisión de cada enfermedad para impedir la aparición de casos nuevos. Por eso actuamos desde diferentes ámbitos: la fuente de infección o reservorio, los mecanismos de trasmisión y los sujetos susceptibles.

Debido al abordaje comunitario e individual de las IRAS en Atención primaria, vamos a describir las medidas de prevención según el mecanismo clásico en que se produce la transmisión de la infección.

CADENA EPIDEMIOLÓGICA

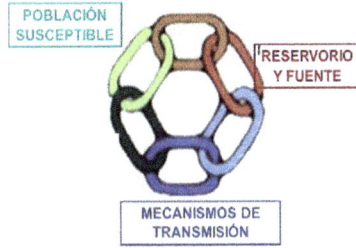

POBLACIÓN SUSCEPTIBLE
RESERVORIO Y FUENTE
MECANISMOS DE TRANSMISIÓN

8.1 ¿CÓMO ACTUAMOS SOBRE LA FUENTE DE INFECCIÓN Y RESERVORIO?

Cuando el reservorio es animal, las actuaciones van dirigidas al diagnóstico, tratamiento, aislamiento, y sacrificio de los animales. También medidas de desinsectación y desratización. Es la actuación desde los dispositivos de apoyo de Atención

ALGUNAS ZOONOSIS

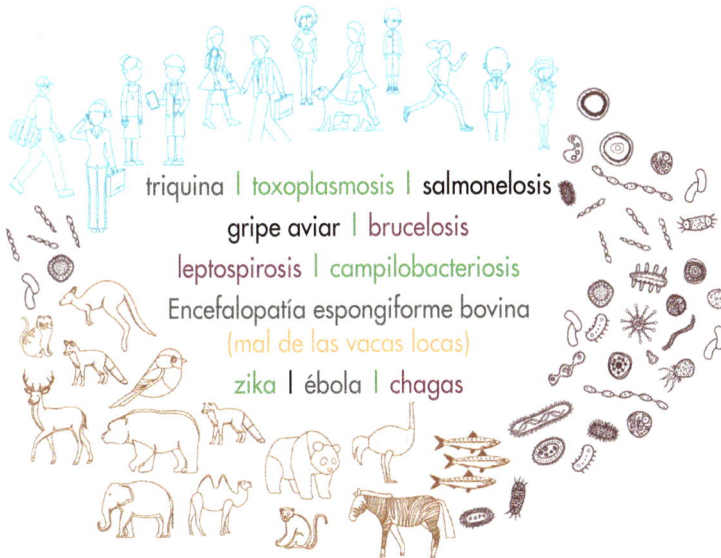

triquina | toxoplasmosis | salmonelosis
gripe aviar | brucelosis
leptospirosis | campilobacteriosis
Encefalopatía espongiforme bovina
(mal de las vacas locas)
zika | ébola | chagas

Primaria y actuaciones sobre la comunidad. Veterinarios y farmacéuticos se encargan de estas funciones coordinados desde los órganos de dirección de la Atención Primaria y Delegaciones Provinciales de Salud. En la comunidad, los veterinarios serán responsables del control de establecimientos alimentarios y los farmacéuticos de los establecimientos no alimentarios, piscinas, etc. Son tareas de prevención y promoción de la salud, dirigidas al control del medio ambiente y desinfección.

Si el **paciente** es la fuente de infección, las actuaciones se llevan a cabo en el diagnóstico, y tratamiento precoz o medidas de aislamiento (en su caso) según el mecanismo de trasmisión de la infección.

Otras medidas muy importantes parten de la educación sanitaria, el papel de la enfermería es fundamental, el equipo del médico de familia y la enfermera deben estar coordinados en su labor de educación sanitaria en aspectos tan importantes como informar al paciente portador de que adopte conductas responsables desde el punto de vista personal y colectivo por ejemplo uso de mascarillas, preservativos, normas higiénicas…

8.2. ¿CÓMO ACTUAMOS SOBRE EL MECANISMO DE TRANSMISIÓN?

La más importante es y sigue siendo la Higiene de manos, también el uso apropiado de guantes, la desinfección y/o esterilización de instrumental de la sala de curas, de la cirugía menor, etc.

Si hiciese falta se actuará sobre los vectores: desinsectación, desratización, control de residuos.

Estas medidas las hemos desarrollado ampliamente en otros capítulos del libro pero recordemos:

8.2.1 Higiene de manos

Sigue siendo la primera medida universal de prevención en la transmisión de la infección. En Atención Primaria los 5 momentos de la OMS se desarrollan a veces en 4 momentos, ya que se omite el de antes de realizar técnicas invasivas, pero si realizamos Cirugía Menor, se insertan catéteres periféricos y se realizan extracciones de sangre, se deben mantener los cinco momentos.

Recordamos:

- Antes del contacto con el paciente
- Después de haber tenido riesgo de exposición a fluidos corporales
- Después del contacto con el paciente
- Después de tocar el entorno del paciente

Inmaculada Salcedo Leal I Mª Jesús Romero Muñoz I Rafael Ruiz Montero I Adrián Hugo Aginagalde

TITULO

DIARREAS E INFECCIONES URINARIAS me hacen ESCHERICHIA COLI.

Yo me llamo KLESBIELLA y PUEDO ESTAR EN TU INTESTINO.

Yo ser CLOSTRIDIUM DIFFICILE yo causar COLITIS.

Ey, yo soy el STAPHYLOCOCCUS ME HAGO RESISTENTE A LOS ANTIBIÓTICOS.

Soy INFLUENZA "A" y ADORO LA NEUMONÍA.

Soy el NEUMOCOCO y te puedo producir OTITIS Y NEUMONÍAS

Yo soy SHIGELLA y provoco DIARREA.

Me presento como PSEUDOMONA AERUGINOSA, e INFECTO heridas con PUS.

Échame un ojo, como HAEMOPHILLUS la CONJUNTIVITIS es mi área.

Pero que pasa, soy BACILLUS SP y soy un contaminante.

Me tratan como STREPTOCOCCUS BETA GRUPO A ¡y me engancho a la garganta!

Yo soy PROTEUS y CPSEUDOMONA AERUGINOSA mi misión es la INFECCIÓN URINARIA.

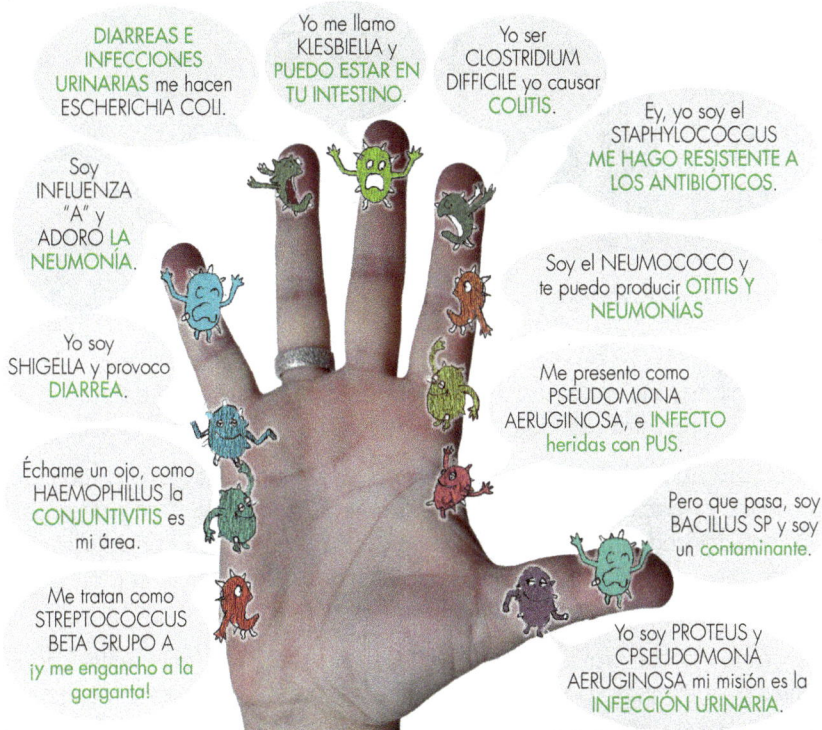

Este modelo de la OMS se centra específicamente en los contactos que se producen en la zona del paciente durante la asistencia sanitaria, sobre todo en la consulta, pero puede darse en el domicilio del paciente.

En el Centro de Salud se debe disponer de soluciones de base alcohólica en mesas para su dispensación, y en cualquier caso si no las hubiera se solicitarán a los responsables de suministrarlos.

Además se debe exigir la solución hidroalcohólica de mejor calidad, ya que la adherencia es mayor, debe ser poco irritante, que no se deformen los botes, que el olor no sea desagradable, y lo principal es que cumpla los requisitos necesarios para descontaminar adecuadamente las manos. Se debe disponer de presentaciones en gel y líquida. Además, existen botes pequeños para llevar en el bolsillo de la bata.

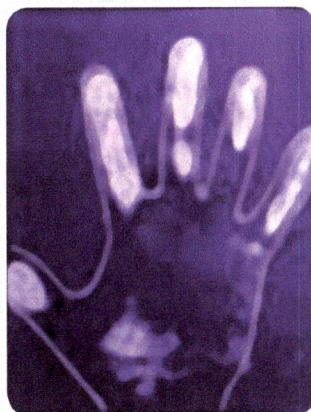

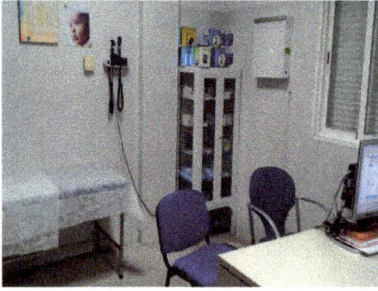
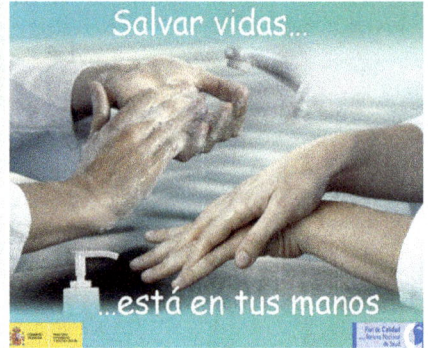

Consultorio de Navas de San Juan (Jaén)

Los pediatras suelen estar más concienciados con la higiene de manos, sobre todo si han estado trabajando en unidades de Neonatología del hospital.

- **Uso apropiado de guantes**: se realizará solo cuando se vaya a realizar una analítica al paciente o cuando se exploren pacientes de riesgo de trasmisión de enfermedades. Se utilizarán guantes para el contacto con sangre, fluidos corporales, secreciones y objetos contaminados. También si el profesional sanitario tiene heridas o escoriaciones en las ma nos.

Es necesario cambiarse de guantes entre paciente y paciente, entre cada procedimiento en el mismo paciente y después del contacto de materia con potencial carga microbiana. Los guantes se retirarán inmediatamente después de su uso, antes de tocar objetos no contaminados o superficies del entorno, y antes de atender a otro paciente, lavando siempre las manos tras quitárselos.

Al retirar los guantes, es necesario de nuevo descontaminarse las manos.

- **Mascarillas y batas desechables:** Se deberá usar mascarilla y protección ocular o facial si es necesario proteger las mucosas de ojos, nariz y boca durante procedimientos y actividades del cuidado del paciente con alta probabilidad de generar salpicaduras o pulverizaciones de sangre, fluidos corporales, secreciones y excreciones. Lo mismo ocurre con la bata desechable.

- **Desinfección del material y esterilización:** Aunque dedicamos un capítulo específico para estos procesos, recordemos que el instrumental que puede entrar en contacto con el paciente puede clasificarse en:

- **CRÍTICO:** de alto riesgo, destinados a entrar en contacto con el sistema vascular o tejidos y cavidades estériles. Requiere estar estéril. Ejemplos: material quirúrgico, material de curas y sondas.

Inmaculada Salcedo Leal I Mª Jesús Romero Muñoz I Rafael Ruiz Montero I Adrián Hugo Aginagalde

- SEMICRÍTICO: destinado a estar en contacto con mucosas y piel no intacta. Requiere desinfección de alto nivel. Ejemplos: material de terapia respiratoria, palas de laringoscopia.

- NO CRÍTICO: destinados a ser usados en contacto con piel intacta. Requieren desinfección de bajo nivel o simplemente limpieza. Ejemplos: monitores de presión, estetoscopios, cuñas.

8.3 HIGIENE Y REPROCESADO DEL INSTRUMENTAL Y DEL EQUIPAMIENTO CLÍNICO

La limpieza, desinfección y esterilización suponen una de las medidas más eficaces en la prevención y control de la infección. Son procedimientos que deben estar protocolizados para garantizar los resultados en salud de los pacientes en los Centros de Salud y en los domicilios.

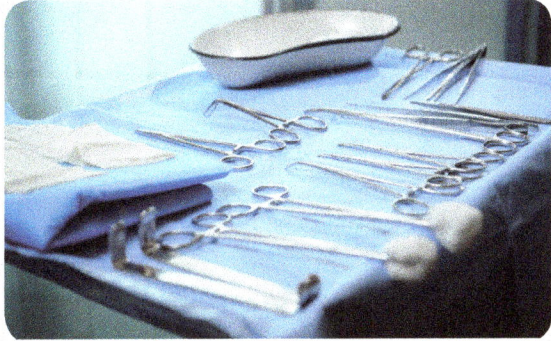

La limpieza es el primer nivel de prevención, es el procedimiento esencial que permite reducir la carga microbiana inicial hasta un nivel adecuado para que los procesos de desinfección y/o esterilización posteriores se desarrollen correctamente, ya que la presencia de materia orgánica inactiva algunos desinfectantes e impide el contacto del agente desinfectante y esterilizante con el instrumental.

Todo material que haya sido usado y que, no siendo de un solo uso, debe ser reutilizado, requiere una limpieza, eliminando por arrastre muchos de los microorganismos presentes en la superficie del instrumento de uso clínico. La desinfección elimina las formas vegetativas de bacterias, hongos y virus, y la esterilización, lo consigue de forma absoluta (incluyendo esporas). El personal sanitario debe valorar el requerimiento de desinfección o esterilización que debe tener el instrumento a utilizar según sea el uso al que está destinado y la técnica que habrá de emplear.

Las auxiliares de enfermería desempeñan un importante papel ya que suelen ser las son las responsables del cuidado del material. Es necesario tener suficiente cantidad de material y que sea de calidad, esto requiere un almacenaje adecuado y un sistema de control para evitar que falte material y se pierda.

En la actualidad, en los Centros de Salud y consultorios se realizan cada vez más técnicas diagnósticas y se aplican tratamientos de cirugía menor y otras mínimas intervenciones para facilitar la accesibilidad de los pacientes. Además existen los CHARE y CARE los Centros de Alta Resolución de Especialidades, con y sin hospitalización, en los que se atienden en consultas de acto único a los pacientes, es decir se le realiza en la misma visita todo lo que sea necesario para llegar al diagnóstico e instaurar un tratamiento.

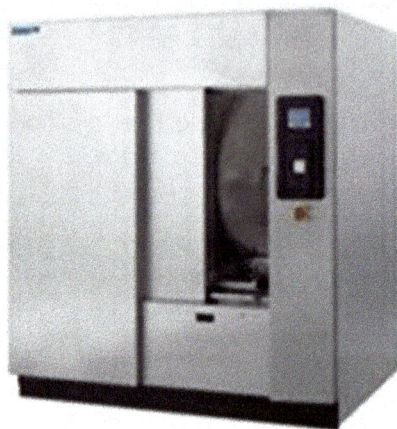

Por tanto, hay que garantizar, fuera del hospital, que las patologías médicas y quirúrgicas, y las exploraciones diagnósticas y cuidados de enfermería cada vez más complejos, se realizan con la máxima seguridad en cuanto a la prevención y el control de la infección. No podemos olvidar las actuaciones del personal sanitario, médicos y enfermeras en los domicilios.

Los procedimientos de enfermería cobran una importancia que hay que protocolizar, se desarrollan en los centros de salud e incluso en los domicilios, citamos algunos de ellos:

- Extracción muestras sangre.
- Sondaje nasogástrico
- Cuidados de traqueotomía
- Sondaje vesical
- Cuidados de estomas
- Sueroterapia
- Suturas
- Drenajes
- Cura de heridas

Es necesario disponer de autoclaves y/o métodos de esterilización en frío, desinfectantes, y tener métodos de almacenaje y conservación del material.

Inmaculada Salcedo Leal I Mª Jesús Romero Muñoz I Rafael Ruiz Montero I Adrián Hugo Aginagalde

8.4 GESTIÓN DE RESIDUOS

Es importante que el personal sanitario de cualquier área asistencial conozca y se implique en la **correcta gestión de residuos** por el riesgo que conlleva. A veces pensamos que eso corresponde a las auxiliares de enfermería o al personal de la limpieza, pero todos debemos utilizar cada contenedor o bolsa con sus características especiales para la eliminación de los residuos. Se consideran los residuos contaminados con sangre, fluidos orgánicos, secreciones y excreciones como desechos clínicos. Los tejidos orgánicos y los desechos de laboratorio resultantes de procesar muestras se consideran también residuos clínicos. Se deben desechar los objetos punzantes en su contenedor específico.

Podemos definir riesgos por áreas en los Centros de Atención Primaria:

AREAS DE RIESGO DE INFECCIÓN EN ATENCIÓN PRIMARIA		
BAJO RIESGO	**RIESGO INTERMEDIO**	**ALTO RIESGO**
• Pasillos, zonas de acceso, escaleras. • Salas de espera. Consultas externas Despachos y secretarías. • Admisión y atención al paciente. • Despachos y salas de reunión (aulas, salón de actos). • Ascensores. • Almacenes (general y salas de almacén no clínico). • Área exterior del centro de salud (patios interiores y exteriores, garaje, terrazas, etc.).	• Salas de curas. • Vacunaciones. • Pruebas diagnósticas. • Laboratorios. • Urgencias. • Salas de fisioterapia. • Área Materno infantil • Aseos. • Cuartos de residuos	• Salas de cirugía menor y extracciones • Se debe esterilizar el material. • Material en contacto con cavidades estériles.

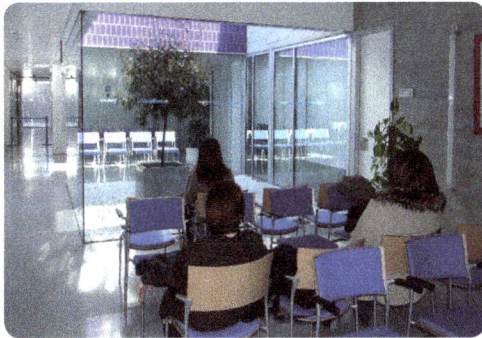

8.5 ¿CÓMO ACTUAMOS SOBRE LA POBLACIÓN SUSCEPTIBLE?

Prevención primaria y uso apropiado de antimicrobianos

Medidas preventivas ante exposición a agentes biológicos

8.5.1 PREVENCIÓN PRIMARIA

Profilaxis activa: administración de **vacunas**.

Profilaxis pasiva: administración de antimicrobianos (quimioprofilaxis) y/o inmunoglobulinas.

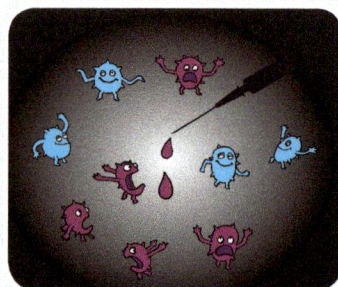

Existe un libro específico de vacunas de esta misma editorial, Amazing Books, escrito por autores de gran prestigio todos ellos miembros de la **AEV**. En este libro nos recuerdan la importancia de las vacunas.

Cada año, **las vacunas salvan 3 millones de vidas en todo el mundo**, según las estimaciones de la Organización Mundial de la Salud. En España, la cobertura de niños vacunados oscila entre el 95 y el 97 por ciento, son datos estadísticos del **Ministerio de Sanidad**.

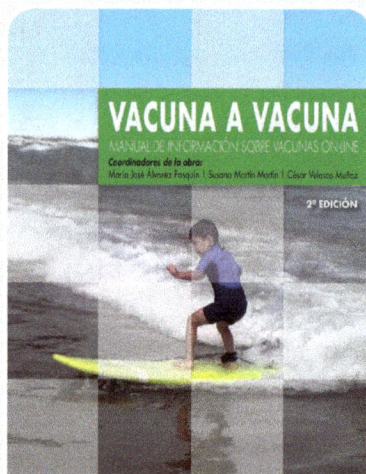

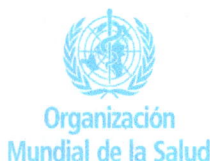

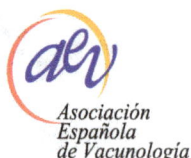

Vacuna a Vacuna 2ª edición
ISBN: 978-84-947025-6-3

Inmaculada Salcedo Leal | Mª Jesús Romero Muñoz | Rafael Ruiz Montero | Adrián Hugo Aginagalde

Sin embargo, en el caso de los adultos, las coberturas vacunales caen de forma considerable.

La administración de vacunas es uno de los grandes logros en salud pública. Además de prevenir las enfermedades a nivel individual, también han resuelto enfermedades que eran un grave problema sanitario. Es constante la salida al mercado de nuevas vacunas preparadas con una formulación más avanzada, vacunas de presentación combinada, conjugada o inmunizaciones frente a enfermedades antes no inmunoprevenibles.

Es necesario estar actualizados de manera permanente en las nuevas vacunas por parte del personal sanitario, sobre todo últimamente, que surgen colectivos anti-vacunas cuyos argumentos carecen de toda evidencia científica. El número de verdaderas contraindicaciones es cada vez menor, por ser muy seguras las nuevas vacunas y porque muchas contraindicaciones del pasado eran infundadas.

Como abordaje individual en las consultas de Atención Primaria, los pediatras y los médicos de familia saben qué deben preguntar a sus pacientes antes de indicar una vacuna. Por ejemplo, es normal que se les interrogue sobre si ha estado enfermo, ha tenido fiebre superior a 38,5ºC o diarrea en las últimas 24 horas, o si toma alguna medicación, o padece alguna enfermedad importante, si está embarazada en el caso de las mujeres y de cuánto tiempo, si le han trasfundido sangre, si tiene algún familiar con cáncer, leucemia o algún tipo de enfermedad con las defensas bajas, o recibe tratamiento con corticoides, quimioterapia o radioterapia, etc. También le puede preguntar si padece asma o es alérgico a algún producto.

Una vez indicadas las vacunas, se debe facilitar la accesibilidad con un horario amplio, escasa espera, burocracia mínima, y una información adecuada para evitar creencias falsas.

En los niños está más estructurado el calendario vacunal y se administra según protocolos de cada comunidad. La labor es informar y educar a la comunidad sobre la importancia de la vacunación mediante folletos, individualmente a los padres y madres o tutores de los niños, en puntos de vacunación, e incluso a través del uso de tecnologías de la comunicación.

Hay que colaborar con colectivos e instituciones de la comunidad y con las Unidades de Medicina Preventiva y Salud Pública de los hospitales de referencia.

Se debe realizar captación activa de sujetos insuficientemente inmunizados: teléfono, cartas, visitas domiciliarias, mensajes SMS, etc.y realizar recordatorios, para lo cual es importante formar específicamente al personal sanitario.

8.5.2 VACUNACIÓN DE LOS ADULTOS

En referencia a la vacunación de los adultos, las tasas de vacunación caen mucho con respecto a los niños. *"La idea de que las vacunas son solo cosa de niños está muy extendida en nuestro país"*, critica el presidente de la Sociedad Española de Vacunación, con motivo de la celebración de la Semana Mundial de la Vacunación.

De la misma opinión es la coordinadora nacional del Grupo de Trabajo de Actividades Preventivas de la Sociedad Española de Médicos de Atención Primaria, que considera la vacunación de los adultos "un ejercicio de responsabilidad y solidaridad" hacia los demás. "Como adultos debemos concienciarnos de la importancia de asumir un papel activo y responsable en el autocuidado de nuestra salud, y de incorporar las vacunas a las medidas de vida saludable, al igual que la práctica de ejercicio físico o la alimentación sana y equilibrada", indica.

En referencia a los adultos, este colectivo es cada vez más importante de abordar por muchas razone: el colectivo con edad mayor de 65 años va en aumento con lo que ello conlleva de patologías crónicas y pacientes pluripatológicos.

Hay determinados grupos de riesgo entre los que se encuentra el personal sanitario, profesores, funcionarios de prisiones, y otros como adultos con prácticas de riesgo, o viajeros internacionales, etc en los cuales no se debe olvidar la importancia de la vacunación.

Inmaculada Salcedo Leal I Mª Jesús Romero Muñoz I Rafael Ruiz Montero I Adrián Hugo Aginagalde

En los adultos, igual que en los niños, es necesario evitar la trasmisión de ciertas enfermedades que tienen una importante repercusión individual, social y epidemiológica, como son la **enfermedad neumocócica**, el **tétanos**, la **difteria**, la **gripe**, el **virus del papiloma humano**, el **herpes zóster** y la **tos ferina**".

Por tanto es necesario para prevenir infecciones realizar campañas masivas de vacunación en adultos: gripe, tétanos y neumococo, además de manera individual.

8.5.3 USO APROPIADO DE ANTIMICROBIANOS

El médico de familia y los pediatras de Atención Primaria toman muchas decisiones en situaciones de gran incertidumbre, de forma rápida y en general acertadas. Además, no disponen de la posibilidad de solicitar tantas pruebas diagnósticas como se realizan en los hospitales.

En Atención Primaria, el gasto en antibióticos puede suponer hasta un 50% del total. Las infecciones comunitarias más frecuentes son las de vías respiratorias, seguidas de infecciones urinarias, gastroentéricas, bucodentales y dermatológicas. Las infecciones suponen entre el 14-22% de las consultas de Atención Primaria, la mayoría son de buen pronóstico y con curso autolimitado.

El uso adecuado de antibióticos para el tratamiento de las enfermedades infecciosas es fundamental, como veremos más adelante, y exige al facultativo un conocimiento de múltiples disciplinas (microbiología, medicina preventiva, enfermedades infecciosas, epidemiología, farmacología, alergias e interacciones medicamentosas, etc.). El uso incorrecto e inadecuado de antimicrobianos conduce a fracasos terapéuticos y a la posibilidad de efectos nocivos, lo que conocemos como yatrogenias medicamentosas, con el consiguiente aumento de morbimortalidad y costes adicionales, así como la posibilidad de desarrollo de resistencias bacterianas.

En Atención Primaria, la ausencia de vigilancia en el cumplimiento de las medidas preventivas deja el cumplimiento en manos de la disciplina de los profesionales.

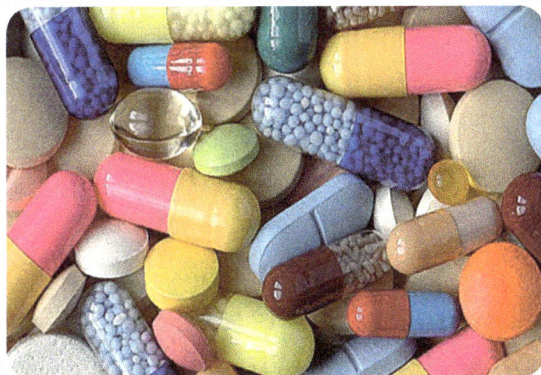

8.5.4 SALUD LABORAL Implicada en la prevención de las IRAS

Es necesario garantizar la protección de los trabajadores sanitarios frente a enfermedades infecciosas para evitar complicaciones potencialmente graves cuando se contraen en la edad adulta. A su vez, se evita que los trabajadores sanitarios se conviertan en una fuente de contagio para los pacientes, en especial para los inmunodeficientes. La protección de los trabajadores frente a los riesgos laborales, y concretamente frente a agentes biológicos, es una obligatoriedad legal para todas las empresas, como queda establecido en la legislación española, y la sanidad pública debe ser garante de la salud de sus trabajadores.

Para ello, y sin extendernos demasiado, por no ser el objetivo de este capítulo, no podemos dejar pasar la necesidad de recordar:

- Establecer procedimientos de trabajo adecuados.

- Utilizar técnicas apropiadas para evitar o minimizar la liberación de agentes biológicos en el lugar de trabajo.

- Adoptar medidas seguras para la recepción, manipulación y transporte de los agentes biológicos.

- Adoptar medidas de protección colectiva, e individual, cuando la exposición no pueda evitarse.

- Utilizar medios seguros para la recogida, el almacenamiento y la evacuación de residuos por los trabajadores.

- Utilizar medidas de higiene que eviten o dificulten la dispersión de los agentes biológicos fuera del lugar del trabajo.

- Utilizar una señal de peligro específica y de otras señales de advertencia

- Implantar planes frente a la accidentalidad por agentes biológicos.

- Fundamental el MANEJO DE OBJETOS CORTANTES Y/O PUNZANTES.

MANEJO DE CORTANTES Y PUNZANTES: Una vez utilizadas, las agujas no deben ser re-encapsuladas, ni abandonadas sobre ninguna superficie.

Los objetos cortantes y punzantes se eliminarán en contenedores resistentes a la perforación, que estarán localizados en la zona en que vayan a ser utilizados. Nunca se llenarán totalmente, ya que constituye un riesgo de accidente.

Inmaculada Salcedo Leal l Mª Jesús Romero Muñoz l Rafael Ruiz Montero l Adrián Hugo Aginagalde

8.6 BIBLIOGRAFÍA

- La Atención Primaria de Salud según la OMS.
  http://www.who.int/topics/primary_health_care/es

- Decreto 197/2007, de 3 de julio, por el que se regula la estructura, organización y funcionamiento de los servicios de atención primaria de salud en el ámbito del Servicio Andaluz de Salud.

- Morrison J. Development of a resource model for infection prevention and control programs in acute, long term, and home care settings: conference proceedings of the infection prevention and control alliance. Infect Control 2004; 32: 2-6

- Prevención y control de las enfermedades transmisibles en Atención Primaria. Bouza Santiago, E Carrasco Asenjo, M Fereres Castie, Ferrer Arnedo, Monge Jodrá, V. Pastor Aldeguer, V. et al. Comunidad de Madrid Consejería de Sanidad y Consumo.

- Phillips RL Jr, Bartholomew LA, Dovey SM, Fryer GE Jr, Miyoshi TJ, Green LA. Learning from malpatice claims about negligent primary care in the United States. Qual Saf Health Care 2004; 13: 121-126

- Estudio APEAS. Estudio sobre la seguridad de los pacientes en Atención Primaria de Salud. Madrid: Ministerio de Sanidad y Consumo, 2008.

- Vacunación frente a neumococo en grupos de riesgo. Grupo de Trabajo Vacunación frente a neumococo 2015, de la Ponencia de Programas y Registro de Vacunaciones. Ponencia de Programas y Registro de Vacunaciones. Ministerio de Sanidad Servicios Sociales e Igualdad. Mayo de 2015

- Advisory Committee on Immunization Practices (ACIP). Guidance for Health Economics Studies 2008. Disponible en: http://www.cdc.gov/vaccines/acip/committee/guidance/economic-studies.html. Febrero 2015.

- LEY 31/1995, de 8 de noviembre, de Prevención de Riesgos Laborales BOE nº 269 10/11/1995. Última modificación: 29 de diciembre de 2014. BOLETÍN OFICIAL DEL ESTADO.

- Programa de Actividades preventivas de Atención primaria (PAPPS) grupos de expertos. Prevención de las enfermedades infecciosas. Aldaz Herce, P, Gómez Marco, JJ, Javierre Miranda, AP et al. Elsevier España, S.L.

- Documento de recomendaciones para el diagnóstico y tratamiento de la enfermedad pulmonar obstructiva crónica en Andalucía. Casas Maldonado F, Arnedillo Muñoz, A, López-Campos JL, Barchilón Cohen VS, Solís de Dios M, Ruiz Moruno J, Panero Hidalgo, J et al. Rev Esp Patol Torac 2017; 29 (2) Suplemento 2: 5-24.

CAPÍTULO 9

¿TENGO RIESGO EN UN CENTRO
SOCIOSANITARIO?

CAPÍTULO 9

¿TENGO RIESGO EN UN CENTRO SOCIO-SANITARIO O RESIDENCIA DE MAYORES?

El envejecimiento de la población y el aumento de la esperanza de vida de personas con discapacidades físicas, psíquicas y sensoriales está provocando un incremento progresivo de los pacientes en centros de larga estancia o socio-sanitarios. En estos centros no sólo se realiza una labor curativa, como en los hospitales de agudos, sino que se ofrece una asistencia integrada (curativa, social y educativa) de colectivos en situación de dependencia fuera del ámbito hospitalario.

Además, el perfil del residente en estos centros, tiende hacia el de "residente crónico complejo", con alta comorbilidad (múltiples enfermedades crónicas), con alta dependencia física y un elevado número de ingresos hospitalarios.

El control de las infecciones en los centros socio-sanitarios se torna complejo ya que en estos pacientes existe una alta prevalencia de infecciones, altas tasas de colonización, que es la presencia del germen sin presencia de enfermedad, suele tratarse de bacterias multirresistentes, altas prescripciones de antimicrobianos y continuas entradas y salidas en hospitales de agudos.

Por todo ello, los centros de larga estancia son un entorno ideal para la transferencia y reservorio de bacterias multirresistentes y es de gran importancia el desarrollo de guías de control específicas, y el fomento de políticas de coordinación entre niveles para intentar controlar este problema sanitario.

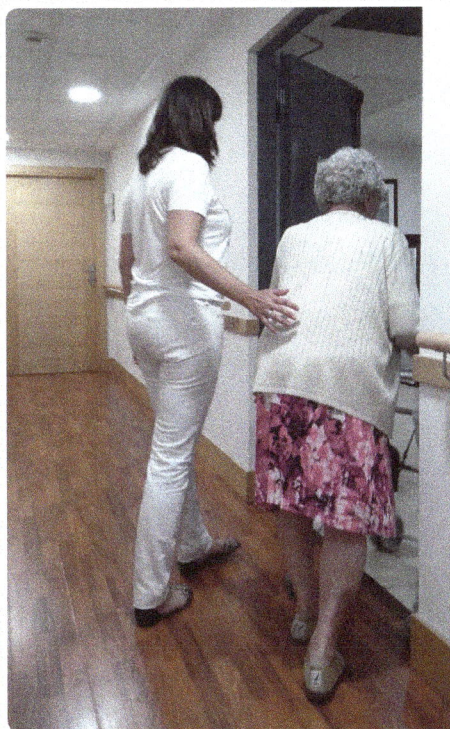

9.1 TIPOS DE CENTROS

Existen diferentes centros socio-sanitarios según el carácter temporal o permanente del usuario, el tipo y finalidad de la asistencia que prestan, y de la especialización de los profesionales que trabajan en éstos.

9.1.1 Hospital de media/larga estancia

Hospitales destinados a la atención de personas que precisan cuidados sanitarios, en general de baja complejidad, por procesos crónicos o por tener reducido su grado de independencia funcional para la actividad cotidiana, cuando dichos cuidados no pueden proporcionarse en su domicilio, y requieren un periodo prolongado de internamiento.

9.1.2 Residencias sociales

Establecimiento en el que de forma organizada y profesional se ofrece alojamiento y manutención a los residentes, garantizándoles una atención integral, desde un enfoque biopsicosocial, y prestándoles servicios de atención personal y de carácter social en función de sus necesidades.

En algunos casos, estas residencias disponen de unidades o áreas con cuidados especiales, atendidas por personal sanitario específico, para la atención a residentes con alto nivel de dependencia, y que se asemejan mucho a la atención hospitalaria.

Cuando estos centros se destinan a la asistencia de personas mayores, también se les denomina centros gerontológicos.

9.1.3 Centros de día

Son centros que durante el horario diurno prestan atención a las personas en situación de dependencia, con el objetivo de mantener y mejorar su nivel de autonomía personal y apoyar a las familias o a los cuidadores, facilitando el respiro familiar y la permanencia de la persona usuaria en su entorno habitual. Las medidas que se van a exponer están dirigidas a centros donde la estancia es completa en el día, pero la mayoría de estas recomendaciones son aplicables a los centros de día.

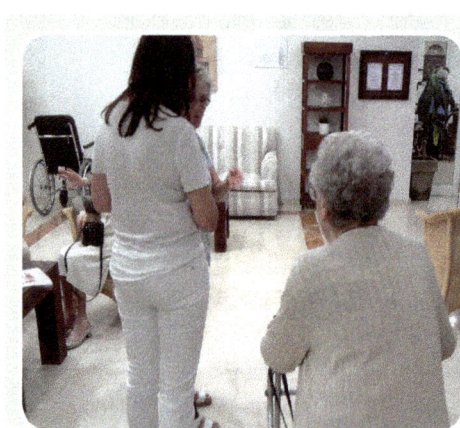

Inmaculada Salcedo Leal I Mª Jesús Romero Muñoz I Rafael Ruiz Montero I Adrián Hugo Aginagalde

9.2 ADMISIÓN DE INFECTADOS O COLONIZADOS

En los centros sociosanitarios, estos residentes pueden ser admitidos con toda tranquilidad siempre que se adopten las precauciones estándar, que son las que se deben adoptar con cualquier residente. El hecho de que un paciente esté colonizado por una bacteria multirresistente no debe ser nunca un motivo de rechazo para su admisión.

Sin embargo, si un paciente es portador de una bacteria multirresistente, se debe comunicar esta circunstancia al centro cuando se vaya a trasladar de la misma forma que se debe avisar de esta circunstancia si se realiza el traslado al hospital.

Debe tenerse en cuenta que es prácticamente seguro que haya en el centro otros pacientes colonizados por BMR (Bacteria Multi-Resistente) que no se han detectado al no hacerse cultivos de cribado o *screening* sistemáticamente, por lo que es inaceptable no admitir a un paciente por el hecho de que se conozca su estado de portador de una BMR.

9.2.1 Tipología de los usuarios

Además del tipo de microorganismo y su capacidad de expansión, los factores que afectan en mayor medida al riesgo de transmisión de los microorganismos multirresistentes en el ámbito social son los que dependen de las condiciones de salud del residente y los del tipo de centro en el que se encuentre.

Condicionantes dependientes del residente para la colonización y transmisión:

- Grado de autonomía personal: movilidad, continencia, etc.
- Necesidad de cuidados: número de contactos/día con el personal asistencial.
- Deterioro cognitivo: capacidad para comprender y aplicar las medidas de higiene recomendadas.
- Estado de piel y mucosas: presencia de úlceras o lesiones crónicas de piel o mucosas, heridas.
- Presencia de comorbilidades: diabetes, EPOC, tratamientos inmunosupresores, etc.
- Presencia de dispositivos invasivos: sondajes urinarios, accesos vasculares, etc.
- Estado de colonización o de infección activa.
- Necesidad de uso de ayudas técnicas (grúas, andadores, silla de ruedas, etc.).
- Factores que promueven la transmisión persona a persona, como el hacinamiento en la residencia.

9.3 VALORACIÓN INDIVIDUAL DEL RIESGO DE TRANSMISIÓN DE MMR (MICROORGANISMOS MULTI-RESISTENTES)

A la hora de cuantificar el riesgo de transmisión, pueden diferenciarse tres niveles:

1. El **riesgo bajo**, que se corresponde con el residente colonizado, en cualquier localización y por cualquier MMR, de fácil contención; el residente presenta un buen estado general y es capaz de mantener, con o sin supervisión, un cierto grado de autonomía, siendo subsidiario de unos cuidados básicos y unas medidas higiénico-sanitarias básicas durante su asistencia.

2. El **riesgo moderado/alto**, que corresponde a residentes con colonización de difícil contención, o que presentan determinadas condiciones físicas y/o mentales, de menoscabo de la autonomía personal, o de procesos intercurrentes agudos o crónicos, y que precisan de un mayor nivel de cuidados, y pueden requerir de la aplicación de medidas específicas durante su atención.

3. El **riesgo alto** es raro en el entorno social, y sólo se daría en situaciones de infección aguda por microorganismos multirresistentes, o casos en los que el residente con riesgo moderado se encuentre en régimen de internado en entornos especiales, donde el riesgo de transmisión cruzada es mayor, como unidades específicas para residentes con alto nivel de dependencia o centros hospitalarios de media-larga estancia.

Lo habitual en la infección aguda es que se produzca el traslado para ingreso en un centro de agudos, pero es posible que en ocasiones se realice el tratamiento en el propio centro social o se continúe en la residencia la convalecencia o el tratamiento iniciado en un hospital de agudos.

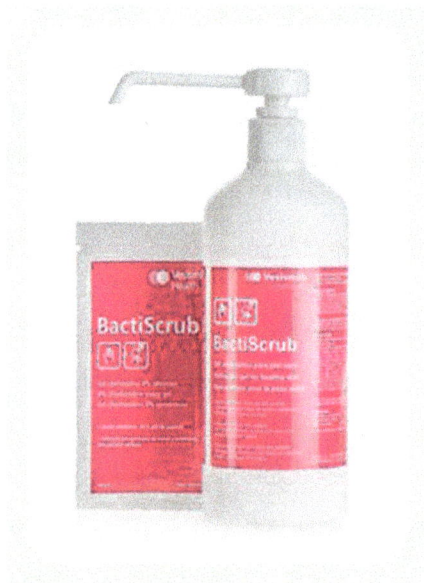

En los centros de larga estancia y residencias, para los residentes de alto riesgo, se utilizará jabón de clorhexidina para el aseo diario, insistiendo en las zonas de pliegues (axilas, ingles y región perianal), y el cabello se lavará al menos una vez a la semana, si puede ser con un champú con antiséptico aún mejor. No se recomienda pasar de la mandíbula ni usar en heridas abiertas.

Inmaculada Salcedo Leal | Mª Jesús Romero Muñoz | Rafael Ruiz Montero | Adrián Hugo Aginagalde

Las medidas a adoptar deberán adaptarse a las particularidades y posibilidades de cada caso y tipo de centro, y a sus recursos, tanto humanos como materiales.

Valorando las condiciones dependientes del residente y el riesgo de transmisión, se puede realizar una estimación individual del riesgo y establecer en cada caso qué tipo de precauciones deben aplicarse durante la atención al residente, según el tipo de unidad o centro en que se ubique.

9.4 PRINCIPALES PROBLEMAS Y MÉTODOS DE TRANSMISIÓN

9.4.1 ¿Cuáles son las bacterias multirresistentes (BMR) más importantes en nuestro ámbito?

- *Staphylococcus aureus* resistente a meticilina/oxacilina: (conocido como SARM o MRSA). Se trata de una bacteria habitualmente presente en la piel y las fosas nasales, que puede producir fundamentalmente infecciones de piel y heridas. Puede encontrarse colonizando úlceras de la piel y sondas vesicales. La transferencia de una persona a otra se produce principalmente a través de las manos del personal que realiza la higiene y el cuidado.

- Enterobacterias productoras de betalactamasas de espectro extendido (BLEE): principalmente *Klebsiella* (resistentes a las cefalosporinas de última generación), o productoras de carbapenemasas EPC (resistentes a antibióticos carbapenémicos, como ertapenem, imipenem o meropenem).

  Producen fundamentalmente infecciones de orina. Puede encontrarse colonizando el intestino y la zona perineal fundamentalmente. Es muy frecuente su presencia como colonizadoras en úlceras de la piel y en pacientes portadores de sondas vesicales. La transferencia de una persona a otra se produce principalmente a través de las manos del personal que realiza la higiene y el cuidado.

- *Clostridium difficile*: Bacteria que se encuentra habitualmente en el intestino de las personas, pero que puede producir enfermedad al sobrecrecer con el uso de antibióticos (que destruye a otras bacterias pero no a ésta). Provoca diarrea. La transferencia de una persona a otra se produce principalmente a través de las manos del personal que realiza la higiene y el cuidado, fundamentalmente mientras dura la diarrea. Durante este período, es importante la limpieza del espacio alrededor del paciente por la tendencia a la persistencia de la bacteria en el mismo. Es importante señalar que, para su prevención, es el único caso en el que la solución alcohólica no es suficiente y hay que utilizar agua y jabón en la higiene de manos.

- *Acinetobacter baumannii* **multirresistente:** Bacteria que se encuentra habitualmente en ambientes hospitalarios, y que se caracteriza por ser muy resistente a los antibióticos. Puede colonizar la piel de los pacientes y el intestino, aunque no suele producir infecciones fuera del hospital. La transferencia de una persona a otra se produce principalmente a través de las manos del personal que realiza la higiene y el cuidado.

- *Pseudomonas aeruginosa* **multirresistente:** Bacteria que se encuentra habitualmente en ambientes hospitalarios,que se caracteriza por ser muy resistente a los antibióticos. Puede colonizar la piel de los pacientes y producir infecciones de úlceras, respiratorias o de orina. La transferencia de una persona a otra se produce principalmente a través de las manos del personal que realiza la higiene y el cuidado.

9.4.2 ¿Cómo se tratan las bacterias multirresistentes?

Colonización: Los residentes colonizados por BMR no hay que tratarlos con antibióticos, porque los de alto riego sí requieren medidas higiénicas especiales, como hemos dicho anteriormente. Es importante no realizar cultivos de orina o úlceras de residentes que no presenten signos de infección. Estos cultivos representan colonizaciones y favorecen el uso inadecuado y excesivo de los antibióticos y, secundariamente, el aumento de la resistencia de las bacterias.

Infección: En este caso, se debe tratar a los residentes con un antibiótico adecuado. Al tratarse de BMR, habitualmente se precisará la consultoría con un experto en enfermedades infecciosas.

9.4.3 Medidas a tomar

En relación a las medidas de control de la transferencia de bacterias multirresistentes, los centros socio-sanitarios son diferentes a los hospitales de pacientes agudos y por ello, hay que tener en cuenta varios aspectos fundamentales:

Aunque la prevalencia de colonización por bacterias multirresistentes en los centros socio-sanitarios es elevada, el riesgo de infección por estas bacterias multirresistentes es significativamente inferior que en el paciente hospitalizado, ya que suelen ser menores las condiciones que predisponen a la infección.

La función social del centro socio-sanitario es fundamental y debe ser preservada. Debe recordarse que la residencia se parece más al domicilio de una persona que a un hospital de agudos.

Las precauciones estándar deben aplicarse a todos los residentes independientemente de conocerse su estado de colonización o no por BMR, a fin de minimizar el riesgo de transferencia de cualquier tipo de bacteria.

Inmaculada Salcedo Leal | Mª Jesús Romero Muñoz | Rafael Ruiz Montero | Adrián Hugo Aginagalde

9.4.4 Medidas aplicables en función del riesgo y tipo de centro

9.4.4.1 En residencias sociales, fuera de unidades de cuidados especiales:

RIESGO BAJO: aplicación sistemática de las precauciones estándar (al igual que para el resto de residentes no colonizados por MMR o con estado desconocido).

RIESGO MODERADO/ALTO: aplicación sistemática de las precauciones estándar y añadir precauciones ampliadas para la transmisión por contacto, sólo en casos seleccionados de manera individual (casos de mayor riesgo).

9.4.4.2 En unidades específicas de grandes dependientes o de cuidados especiales atendidas por personal sanitario, en el seno de residencias sociales:

RIESGO BAJO y RIESGO MODERADO/ALTO: aplicación sistemática de las precauciones estándar y añadir precauciones ampliadas para la transmisión por contacto en todos los casos de infección/colonización por MMR, salvo criterio médico que justifique lo contrario. En este tipo de unidades, por la tipología de los residentes (alta dependencia) y características de las instalaciones, cualquier caso de colonización por los MMR de especial relevancia debería considerarse, como mínimo, de riesgo moderado, dada la alta posibilidad de transmisión cruzada y de aparición de brotes.

Hay que tener especial cuidado con los pacientes incontinentes: existen bolsas para neutralizar las heces, orina, etc en protectores de cuñas, que reducen la contaminación cruzada y el riesgo de infecciones nosocomiales causadas por

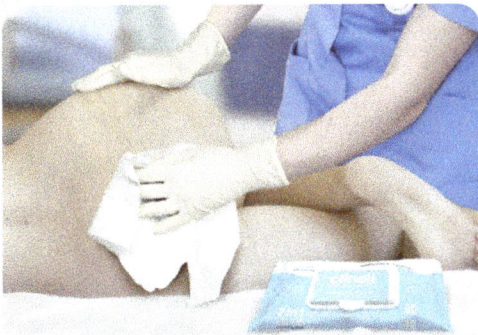

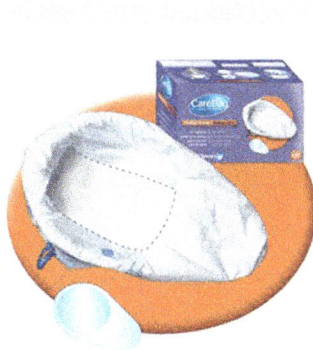

salpicaduras y derrames de materia potencialmente contaminada. Se transportan de manera segura por su cómodo cierre. En casos especiales, se pueden usar y neutralizan los olores con lo que se hace más confortable la visita de los familiares y conocidos, además de reducir la dispersión de bacterias y residuos.

Es importante cuidar la piel de los pacientes para reducir irritaciones y escaras, estas actuaciones se harán con guantes y tras su retirada de manera correcta se descontaminarán las manos con la solución hidroalcohólica.

El tratamiento de las úlceras por presión es fundamental en cuanto aparecen, para evitar que vayan a más. Existen los apósitos clásicos, que hay que cambiar en principio cuando estén manchados, pero a veces no se sabe si están suficientemente aprovechados o excesivamente manchados. Existen apósitos de última generación, de gran calidad con un marcador que avisa del grado de uso y cuando habría que cambiarlo.

DIFERENTES TIPOS DE APÓSITOS PARA EL MANEJO DE UPP (ÚLCERAS POR PRESIÓN)

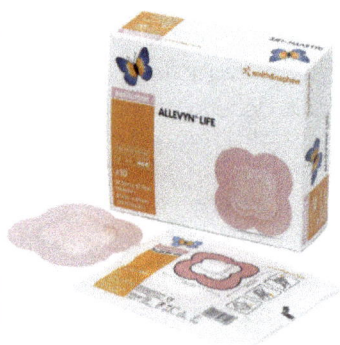

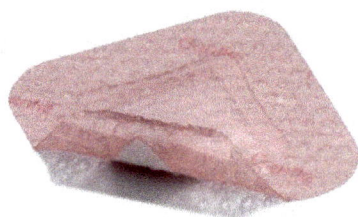

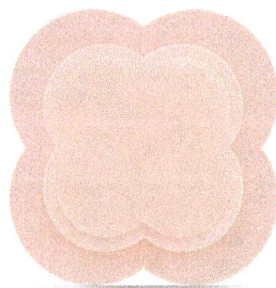

Inmaculada Salcedo Leal I Mª Jesús Romero Muñoz I Rafael Ruiz Montero I Adrián Hugo Aginagalde

9.4.4.3 En hospitales de media-larga estancia:

RIESGO BAJO y RIESGO MODERADO/ALTO: aplicación sistemática de las precauciones estándar y añadir precauciones ampliadas para la transmisión por contacto en todos los casos de infección/colonización por MMR. En este tipo de hospitales, por la tipología de pacientes y características de las instalaciones, cualquier caso de colonización por los MMR de especial relevancia debería considerarse, como mínimo, de riesgo moderado, dada la alta posibilidad de expansión y de aparición de brotes.

9.4.3 ¿Tiene los trabajadores de los centros algún riesgo de adquirir una BMR?

Las personas sanas tienen un riesgo insignificante de adquirir una infección por una bacteria multirresistente, pues están protegidas por su flora saprofita.

En algunos casos, los trabajadores sanitarios pueden ser portadores de SARM en sus fosas nasales. Esto no se relaciona con el desarrollo de infección por SARM en ellos, pero puede ser una causa de transferencia de SARM a los residentes. En algunos casos se puede realizar un tratamiento para eliminar esta bacteria de las fosas nasales.

Las mujeres embarazadas pueden trabajar sin problemas con estos residentes y no tienen que tomar ninguna medida adicional.

9.5 VISITAS DE LOS FAMILIARES

¿Deben adoptar alguna medida especial las personas que visiten a sus familiares en los centros socio-sanitarios?

Las personas sanas tienen un riesgo insignificante de adquirir una infección por una BMR, pues están protegidas por su flora saprofita, y pueden establecer contacto normal con estos residentes (besos, caricias,…), incluidos los niños.

Al abandonar el centro, sólo deben lavarse las manos o desinfectarlas con solución hidroalcohólica de forma adecuada.

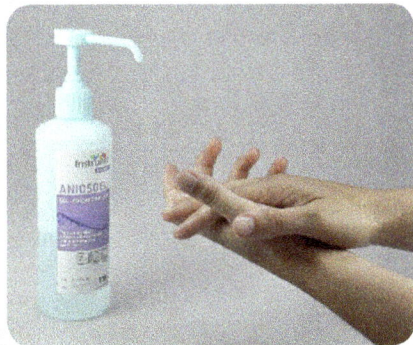

No necesitan utilizar batas ni guantes, excepto en los casos de moderado o alto riesgo, en que deberán atenerse a las medidas aplicadas por el centro socio-sanitario.

¿Qué información se debe proporcionar a los familiares de un residente colonizado por una BMR?

- El significado de una BMR, remarcando fundamentalmente que se trata de bacterias que residen habitualmente en el cuerpo de las personas, pero que son resistentes a algunos antibióticos habituales.

- Informar de cómo se produce su transferencia entre personas.

- La existencia de colonización por una BMR en los CCSS (Centros Socio-Sanitarios) es frecuente, y no puede evitarse completamente, lo habitual es que los residentes estén colonizados y no se conozca.

- La colonización no tiene por qué ser indefinida, aunque no es posible saber si finalizará y cuándo.

- El significado clínico de la existencia de colonización por una BMR, y fundamentalmente que el riesgo principal se produce durante un hipotético ingreso hospitalario.

- Se debe remarcar que la colonización por BMR en la residencia no impactará negativamente en ningún caso en su estancia en la misma, ni en las actividades y cuidados habituales.

- La importancia de la higiene de manos como la medida de prevención más importante.

- En residentes que se ubiquen en habitaciones individuales, informar de que no supondrá un menoscabo en su cuidado.

- No existe ningún riesgo para los familiares del residente colonizado, incluyendo niños y embarazadas. Es posible tocar, acariciar y besar al residente sin ningún riesgo.

Inmaculada Salcedo Leal I Mª Jesús Romero Muñoz I Rafael Ruiz Montero I Adrián Hugo Aginagalde

9.6 BIBLIOGRAFÍA

- Recomendaciones para la prevención de la transmisión de microorganismos multirresistentes durante la atención a residentes colonizados/infectados en centros residenciales. Secretaría General de Salud Pública y Consumo. Junta de Andalucía. Disponible en:
  http://www.juntadeandalucia.es/salud/export/sites/csalud/galerias/documentos/p4_p1vigilancia_de_la_salud/GuiaResidenciasMar2017v6corregido.pdf

- Abordaje de bacterias multirresistentes en centros socio-sanitarios. Consejería de sanidad y de asuntos sociales. Comunidad de Madrid. Julio 2015

- SHEA/APIC Guideline: Infection Prevention and Control in the Long-Term Care Facility. Published in final edited form as: Infect Control Hosp Epidemiol. 2008 September ; 29(9): 785–814. doi:10.1086/592416.

- Procedimiento de actuación para el control de las enterobacterias productoras de carbapenemasas en residencias de mayores y centros de larga estancia. Servicio Regional de Bienestar Social. Comunidad de Madrid. 2015.

CAPÍTULO 10

VIGILANCIA EPIDEMIOLÓGICA DE LAS
ENFERMEDADES INFECCIOSAS.
PREVENCIÓN PRIMARIA.
VACUNAS Y QUIMIOPROFILAXIS

CAPÍTULO 10

VIGILANCIA EPIDEMIOLÓGICA DE LAS ENFERMEDADES INFECCIOSAS. PREVENCIÓN PRIMARIA. VACUNAS Y QUIMIOPROFILAXIS.

10.1 VIGILANCIA EPIDEMIOLÓGICA DE LAS ENFERMEDADES INFECCIOSAS. ¿POR QUÉ SE DECLARAN LAS INFECCIONES?, ¿QUIÉN LO DEBE REALIZAR Y A QUIÉN?

10.1.1.- Breve historia de la vigilancia epidemiológica

La declaración de determinadas enfermedades (sobre todo infecciosas) y no de otras, se debe a su repercusión en la salud pública. Es común que muchas personas ajenas a los servicios sanitarios o incluso en ellos, se pregunten porqué se declara una tuberculosis y no un tumor muy grave. El enfoque es porque la tuberculosis, si está en una determinada fase, se puede diseminar afectando a muchas personas. Y pasa a constituir un problema de Salud Pública. Los otros problemas de salud tendrán otro abordaje, detección precoz, etc. Pero no es el motivo de este capítulo.

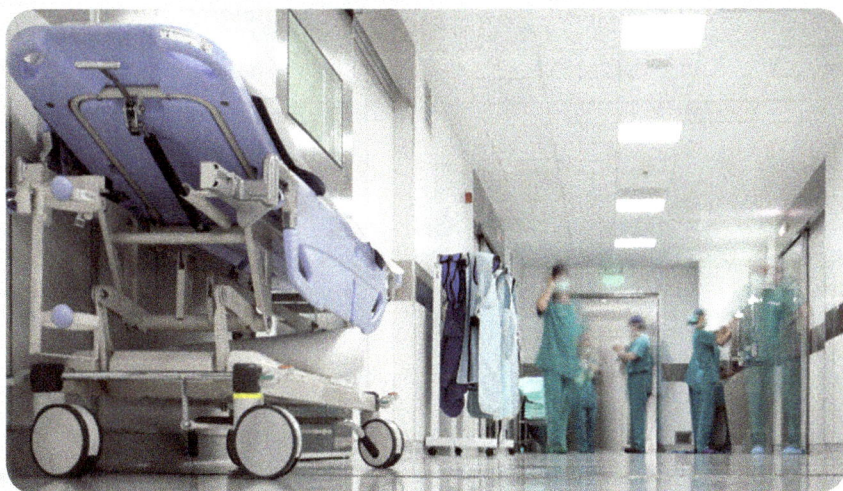

Desde los organismos oficiales de salud y los servicios de Epidemiología y Medicina preventiva, se pretende cortar la transmisión de enfermedades que pueden afectar a otras personas e incluso poblaciones

Es necesario recopilar esta información de manera fidedigna, para poder actuar, destinando acciones y recursos a proteger la salud de las personas.

Los actuales sistemas de vigilancia están basados en recoger de manera unificada la información epidemiológica y coordinar la respuesta de salud pública con el fin de controlar la enfermedad, son innovaciones relativamente recientes en la historia de la Salud Pública.

El rápido desarrollo de estos sistemas se debió, en parte, a las sucesivas olas pandémicas de cólera entre 1817 y 1899-1923 que azotaron Europa y obligaron a redefinir el papel de la Sanidad en puertos y fronteras terrestres. También propició la transformación de un primitivo sistema notificaciones (*oficios*) basado en Juntas de Sanidad locales, que informaban a las Provinciales y éstas a la Junta Suprema, a otro sistema basado en médicos titulares. Este nuevo sistema disponía de una Dirección General (originalmente, *de Beneficiencia y la Corrección y Sanidad*) que centralizaba las cuestiones de higiene y enfermedades contagiosas en el Ministerio de la Gobernación, estando dotada de funcionarios propios responsables de las distintas jefaturas provinciales y secciones.

El primer paso hacia la estructuración del sistema de notificación de enfermedades de declaración obligatoria, lo encontramos en el **Real Decreto del 5 de abril de 1854** *para la asistencia médica de los pueblos y de los menesterosos* que en su **título III** recogía la obligación de los facultativos titulares de "dar parte, sin tardanza al subdelegado de sanidad, para que este comunique el suceso a la autoridad sanitaria superior de la provincia cuando lo juzgue conveniente", así como de remitir informes, al menos semanales, en caso de "reinar una epidemia o contagio grave" y una memoria anual a la autoridad sanitaria provincial superior.

Posteriormente, en países como Italia (1881), Reino Unido (1890) y Estados Unidos (1901) incorporarían en sus legislaciones dicha obligatoriedad.

En España, la lista actual lista de EDOs (Enfermedades de Declaración Obligatoria), se empezaría a constituir a partir del **Real Decreto de 31 de octubre de 1901** en el que se establecía la obligación de todo facultativo (no solo el cuerpo de médicos titulares) de declarar los casos que observara de tuberculosis, fiebre amarilla, cólera, lepra, viruela, sarampión, difteria, tétanos, escarlatina, tifus exantemático, cólera lepra, sarampión y tuberculosis. Estas disposiciones se ampliarían en 1904 y dicha relación de enfermedades, así como la obligatoriedad de declaración se sancionaría en la posterior **Ley de Bases de la Sanidad Nacional de 1944**, junto con la investigación de los brotes o el establecimiento de las medidas de aislamiento en cada de producirse. Se consolidaría de esta forma un sistema basado en los médicos titulares municipales y del Seguro Obligatorio de Enfermedad (SOE), las Jefaturas de Sanidad e Institutos de Higiene Provinciales, la Escuela Nacional de Sanidad; que asumía ante el papel la vigilancia epidemiológica; y la Dirección General de Sanidad del Ministerio de la Gobernación.

La promulgación de la Constitución (1978), la **Ley General de Sanidad** con el Ministerio de Ernest Lluch (1986) y la consecuente transferencia de las competencias de sanidad y salud pública a las Comunidades Autónomas, junto con la entrada en la entonces Comunidad Europea (1985) obligaron a la actualización de los sistemas de vigilancia epidemiológica.

De esta forma, el núcleo de las notificaciones se pasó a realizar en el nuevo sistema sanitario-asistencial, en especial en atención primaria, se crearían los Institutos, Agencias y Direcciones Generales de Salud Pública de las Comunidades Autónomas y el Centro Nacional de Epidemiología (1988) en el Instituto de Salud Carlos III.

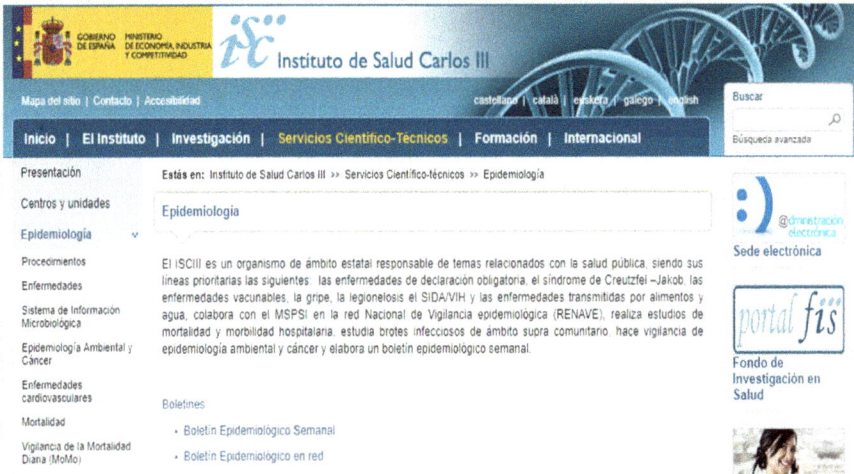

Finalmente, la aprobación en 2005 del nuevo **Reglamento Sanitario Internacional** y la creación del **Centro Europeo de Control de Enfermedades (eCDC)** a raíz de la *crisis del SARS* (Síndrome Respiratorio Agudo Grave) o *neumonía asiática* (2003), ha conllevado la adaptación y coordinación de los sistemas de vigilancia epidemiológica tradicionales a los nuevos sistemas internacionales de alerta y respuesta rápida de salud pública.

Andalucía, por ejemplo, fue uno de los primeros sistemas, tras las transferencias autonómicas.

10.1.2. ¿Qué tipo de notificaciones existen?

a) *Declaración numérica semanal:* originalmente se trataba de patologías sobre las cuales era suficiente informar el número de nuevos casos observados con el fin de conocer solamente su distribución temporal y magnitud, pero con la Orden SSI/445/2015 en todas ellas es necesario realizar declaraciones individualizadas. De forma que actualmente existen los siguientes tipos de declaraciones:

A.1. Declaración **semanal con datos epidemiológicos básicos**, es decir, aquellas enfermedades infecciosas que además de la fecha y el número de casos, precisan de cierta información básica, Datos Epidemiológicos Básicos (DEB), actualmente representan el grueso de las 60 EDO (Enfermedades de Declaración Obligatoria).

A.2. Declaración **urgente con datos epidemiológicos básicos** (DEB): tan pronto se sepa de un caso nuevo y por el medio más rápido posible, habrá que notificarlas, además de ser incluidas en las declaraciones semanales. El fin de recabar estos DEB será poder establecer medidas de control de la enfermedad sobre el paciente, contactos y entornos; independientemente de que posteriormente sea necesario pasar una encuesta epidemiológica específica en profundidad.

Inmaculada Salcedo Leal | Mª Jesús Romero Muñoz | Rafael Ruiz Montero | Adrián Hugo Aginagalde

A.3. Con **informe descriptivo anual**: enfermedades que se declararán semanalmente, pero cuya información se completará con los datos epidemiológicos básicos que se remitirán una vez al año al Ministerio antes de finalizar el primer trimestre del año epidemiológico.

b) *Declaración por sistemas especiales:* a través de este procedimiento se realizan las notificaciones anuales de VIH/SIDA.

A. Declaración numérica semanal	
Envío de los datos epidemiológicos básicos agrupados en periodos de cuatro semanas	Campilobacteriosis; criptosporidiosis; encefalopatías espongiformes transmisibles humanas (incluye vECJ); enfermedad invasora por *Haemophilus influenzae*; enfermedad neumocócica invasora; giardiasis; hepatitis C; infección por *Chlamydia trachomatis* (excluye el linfogranuloma venéreo); salmonelosis; yersiniosis.
Declaración urgente con envío de datos epidemiológicos básicos	Cólera; difteria; fiebre amarilla; fiebre del Nilo Occidental; fiebres hemorrágicas víricas; gripe humana por un nuevo subtipo de virus; peste; poliomielitis/parálisis flácida aguda en menores de 15 años; rabia; SARS; viruela*.
Declaración semanal con envío de datos epidemiológicos básicos	Botulismo; brucelosis; carbunco (antrax); dengue; encefalitis transmitida por garrapatas; enfermedad meningocócica; enfermedad por virus Chikungunya; fiebre exantemática mediterránea; fiebre Q; fiebre recurrente transmitida por garrapatas; fiebre tifoidea/fiebre paratifoidea; gripe; hepatitis A; hepatitis B; hidatidosis; infección gonocócica; infección por cepas de *Escherichia coli* productoras de toxina Shiga o Vero; legionelosis; leishmaniasis; lepra; leptospirosis; linfogranuloma venéreo; listeriosis; paludismo; parotiditis; rubeola/rubeola congénita; sarampión; shigelosis; sífilis/sífilis congénita; tétanos/tétanos neonatal; tosferina; toxoplasmosis congénita; triquinosis; tuberculosis; tularemia; varicela.
Con datos epidemiológicos básicos en un informe anual	Herpes zóster.
B. Declaración de enfermedades por sistemas especiales	
Infección por el virus de la inmunodeficiencia humana/síndrome de inmunodeficiencia adquirida (VIH/SIDA).	

Dentro de los sistemas **específicos** existen otras formas de vigilancia epidemiológica que abarcan más allá de las EDO, son los sistemas de *información microbiológica* (no desarrollados en todas las CCAA), los *sistemas centinela* basados en facultativos de atención primaria (p.e, gripe estacional) y las encuestas de seroprevalencia, apenas utilizadas en algunas comunidades desde que se pusieron en marcha en 1996 y de gran relevancia para medir la efectividad real de las inmunizaciones sistemáticas.

10.1.3. ¿Quién declara estas enfermedades? ¿Por qué se declaran?

La obligación de declarar los nuevos casos de enfermedades infecciosas corresponde a los médicos en ejercicio, sean del sector público o privado. Contrariamente a lo que se suele creer, menos de un tercio de las EDO precisan que la notificación inicial sea realizada por el laboratorio.

Un error frecuente es pensar que es necesario la confirmación del laboratorio para declarar de qué tipo de enfermedad se trata. NO se debe esperar, **se declara la sospecha clínica**, obviamente hay que tener una sospecha debidamente fundada por el personal sanitario que atiende al posible caso. Luego se confirmará o no, con el laboratorio. Si esperamos al resultado del laboratorio, podemos estar mientras diseminando la enfermedad, si no aplicamos las medidas preventivas.

Además, es importante reseñar que la información sobre los cultivos o pruebas adicionales solicitadas debe completarse en el momento de realizar la declaración, es decir, no hay que esperar al resultado cuando se realice por sospecha y deberá reflejarse que se ha solicitado una prueba, por ejemplo, una serología, que se encuentra pendiente de resultado.

En principio, el facultativo notificador debe ser quien atienda a dichos pacientes. En **atención primaria**, el facultativo suele entregar dichas notificaciones al responsable del centro sanitario con carácter semanal (lunes) para que esta información sea agregada con la del resto de médicos y remitida a las Secciones o Unidades de Epidemiología de Salud Pública.

En la **atención hospitalaria** se debe actuar de forma similar, siendo en este caso los Servicios de Medicina Preventiva los encargados de agregar dicha información para remitirlos posteriormente a las Unidades de Epidemiología de las divisiones territoriales de Salud Pública.

Inmaculada Salcedo Leal I Mª Jesús Romero Muñoz I Rafael Ruiz Montero I Adrián Hugo Aginagalde

De cualquier forma, hay que mencionar que existe una importante variabilidad en el proceder, existiendo en algunos centros asistenciales con responsables designados para la realización de las EDOs o sistemas informatizados con formularios específicos en las historias clínicas digitales que los facultativos completan al momento, evitando tener que agrupar las notificaciones semanalmente.

Con el fin de evitar que se registre menos de lo que se debería, antes de no informar de un caso dudoso o en caso no saber cómo completarla es aconsejable consultar a los Servicios de Medicina Preventiva (atención hospitalaria) o a las Unidades de Epidemiología de Salud Pública (Atención primaria). Aun cuando sea de forma incompleta e incluso incorrecta, debe primar el hecho de notificar que el de no hacerlo.

10.1.4. Organismos Oficiales a nivel Nacional

- **CNE** (Centro Nacional de Epidemiología).

- **RENAVE** (Red Nacional de Vigilancia Epidemiológica).

- **CCAES** (Centro de Coordinación de Alertas y Emergencias Sanitarias), del Ministerio de Sanidad, Servicios Sociales e Igualdad.

Las declaraciones se remiten con distinta periodicidad a las Unidades Territoriales de Epidemiología, que a su vez las envían a los responsables autonómicos de Epidemiología en las Direcciones, Agencias e Institutos de Salud Pública que se encargan de agregarlas antes de remitirlas al Centro Nacional de Epidemiología del Instituto de Salud Carlos III a través de la plataforma SiViEs de la Red Nacional de Vigilancia Epidemiológica (RENAVE).

La RENAVE es la forma en la que el estado autonómico organiza y coordina esta vigilancia y la responsable técnica de elaborar los protocolos para ello, que son consensuados en la Ponencia de Vigilancia de la Comisión de Salud Pública del Consejo Interritorial del Sistema Nacional de Salud (SNS):

- Protocolos de la Red Nacional de Vigilancia Epidemiológica (2013).

- Protocolo de vigilancia de la enfermedad por virus Zika (2016).

- Protocolo de vigilancia de casos de enfermedad congénita por virus Zika (2016).

- Protocolo de actuación en embarazadas procedentes de zonas con trasmisión autóctona de virus Zika (2016).

- Protocolo de vigilancia de casos de enfermedad hemorrágica por virus de Crimea Congo (2017).

Como respuesta a la creciente sensibilización sobre la problemática de las infecciones relacionadas con la asistencia sanitaria (IRAS), y por ende, de los microorganismos multirresistentes (MMR), el Grupo de Trabajo de Vigilancia de IRAS ha consensuado con la Ponencia de Vigilancia la elaboración de un sistema y protocolos vigilancia que, a finales del 2016, fueron aprobados por la Comisión de Salud Pública y se encuentran pendientes de aprobación del Consejo Interritorial:

- Documento marco para la Vigilancia de las IRAS

- Protocolo de vigilancia de brotes

- Protocolo de vigilancia de infección de sitio quirúrgico

- Protocolo de vigilancia de microorganismos multirresistentes

- Protocolo de vigilancia en unidades de cuidados intensivos

Dado que la información recabada a través de la RENAVE puede ser motivo de un Evento de Salud Pública de Importancia Nacional o Internacional (ESPIN o ESPII), el Centro de Coordinación de Alertas y Emergencias Sanitarias (CCAES) se encuentra conectado con el CNE, así como con los laboratorios nacionales de referencia, en el marco del SIAPR (Sistema de Alerta Precoz y Respuesta Rápida). A su vez, el CCAES actúa como punto focal de la red europea de alerta y respuesta (EWRS) del ECDC y la Comisión Europea y es el Centro Nacional de Enlace de la OMS, de acuerdo con el reglamento sanitario internacional (2005).

10.2 PREVENCIÓN PRIMARIA DE LAS INFECCIONES: VACUNAS Y QUIMIOPROFILAXIS

La prevención primaria de la enfermedad es la que actúa antes de la aparición de la misma, eliminando las causas que la producen. Su objetivo es impedir o retrasar la aparición de la misma, esto conlleva una disminución de la incidencia.

En este tipo de intervenciones se encuentra la promoción de la salud, la sanidad ambiental, la higiene alimentaria, la quimioprofilaxis y la vacunación.

Inmaculada Salcedo Leal | Mª Jesús Romero Muñoz | Rafael Ruiz Montero | Adrián Hugo Aginagalde

En esta tabla se resumen los tipos de prevención:

Tipo de prevención			Visión del médico	
			Enfermedad	
			Ausente	Presente
Visión del paciente	Enfermedad	Ausente	Prevención primaria	Prevención secundaria (diagnóstico precoz)
		Presente	Prevención cuaternaria (desuso)	Prevención terciaria

10.2.1 Vacunas

Ya comentamos que existe otro libro escrito por magníficos profesionales, específico de vacunas, de esta misma editorial, por lo que no vamos a extendernos, pero no podemos dejar de referirnos de nuevo a ellas de manera breve dada su importancia capital.

Las vacunas salvan millones de vidas cada año y constituyen una de las más seguras y efectivas intervenciones en salud pública, proporcionando beneficios sobre el control y la prevención de enfermedades infecto-contagiosas.

La vacunación ha conseguido la erradicación de la viruela en 1980 y la eliminación de la polio, sarampión y Haemophilus influenzae tipo B en varias regiones (con posibilidades de añadir rubéola y parotiditis).

La vacunación sistemática infantil se realiza en España desde la puesta en marcha de la primera campaña de vacunación frente a la poliomielitis, en el año 1963. Antes de la vacunación de la poliomielitis, muchas personas que la contraían, se quedaban con secuelas o en silla de ruedas, todavía hoy en día hay personas con estas secuelas.

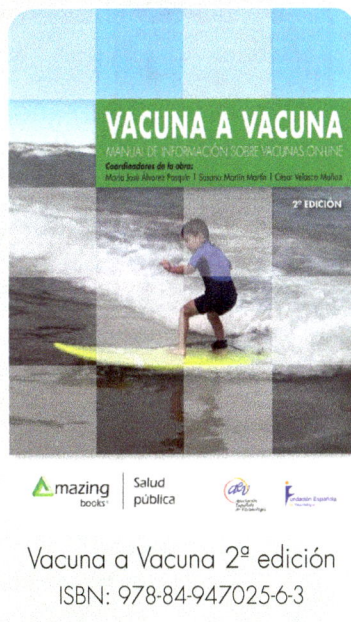

Vacuna a Vacuna 2ª edición
ISBN: 978-84-947025-6-3

Lo más grave, es la campaña de personas con desconocimiento sobre las vacunas, los llamados "antivacunas" que son escuchados y pueden volver a traer estas enfermedades, si se deja de vacunar.

El primer calendario de vacunación se instauró en el año 1975 y, tras la modificación realizada en 1981, incluía la vacunación sistemática frente a la difteria, el tétanos, la tosferina (DTP), la poliomielitis (VPO) y el sarampión, la rubéola y la parotiditis (SRP).

Actualmente los calendarios vacunales no son exactamente iguales entre Comunidades Autónomas pero existe un calendario vacunal infantil de mínimos acordado en el Consejo Interterritorial del Sistema Nacional de Salud en 2017, que se encuentra en esta imagen.

CONSEJO INTERTERRITORIAL DEL SISTEMA NACIONAL DE SALUD

CALENDARIO COMÚN DE VACUNACIÓN INFANTIL

Calendario recomendado año 2017*

VACUNACIÓN	EDAD									
	0 meses	2 meses	4 meses	11 meses	12 meses	15 meses	3-4 años	6 años	12 años	14 años
Poliomielitis		VPI	VPI	VPI				VPI[a]		
Difteria-Tétanos-Pertussis		DTPa	DTPa	DTPa				DTPa[a]		Td
Haemophilus influenzae b		Hib	Hib	Hib						
Sarampión-Rubéola-Parotiditis					TV		TV			
Hepatitis B[b]	HB[b]	HB	HB	HB						
Enfermedad meningocócica C			MenC[c]		MenC				MenC	
Varicela						VVZ	VVZ	VVZ[d]		
Virus del Papiloma Humano								VPH[e]		
Enfermedad neumocócica		VCN1	VCN2	VCN3						

[a] Se administrará la vacuna combinada DTPa/VPI a los niños vacunados con pauta 2+1 cuando alcancen la edad de 6 años. Los niños vacunados con pauta 3+1 recibirán dTpa.
[b] Pauta 0, 2, 4, 11 meses. Se administrará la pauta 2, 4 y 11 meses siempre que se asegure una alta cobertura de cribado prenatal de la embarazada y la vacunación de hijos de madres portadoras de Ag HBs en las primeras 24 horas de vida junto con administración de inmunoglobulina HB.
[c] Según la vacuna utilizada puede ser necesaria la primovacunación con una dosis (4 meses) o dos dosis (2 y 4 meses de edad).
[d] Personas que refieran no haber pasado la enfermedad ni haber sido vacunadas con anterioridad. Pauta con 2 dosis.
[e] Vacunar solo a las niñas con 2 dosis.
*El nuevo calendario se incorporará a partir de enero de 2017. En situaciones específicas las CCAA podrán adoptar la introducción a lo largo de 2016.

Como hemos explicado anteriormente, no nos encontramos en el mismo avance de control en todas las enfermedades vacunables actualmente. Así que se presentan diferentes objetivos según el agente infeccioso:

- **Control de enfermedad:** difteria, tétanos, tos ferina (en niños menores de un año), infección por Haemophilus influenzae tipo b, hepatitis B, enfermedad invasora por N. meningitidis serogrupo C, enfermedad invasora por serotipos de S. pneumoniae incluidos en la vacuna, parotiditis, varicela e infección por los tipos oncogénicos incluidos en las vacunas frente a VPH.

- **Eliminación:** sarampión y rubeola.

- **Erradicación:** poliomielitis.

Cuando una enfermedad deja de circular en una región, se considera eliminada en esa área. Por ejemplo, después de extensos intentos de vacunación, para 1979 la poliomielitis se había eliminado en Estados Unidos. Si una enfermedad en particular se elimina en todo el mundo, se considera erradicada.

10.2.1.1 Vacunas en el adulto

Todas las vacunas no generan memoria inmunológica para toda la vida y, debido al avance de la ciencia, existen vacunas en la actualidad que no existían en la infancia de los adultos mayores actuales. Para ello se han creado calendarios de vacunación del adulto que son realizados por cada CCAA. Existen además vacunas que no se incluyen de forma sistemática en los calendarios pero si están disponibles para pacientes con una determinada patología ya que son pacientes con un riesgo mayor de contraer ese tipo de enfermedad vacunable.

CALENDARIO DE VACUNACIONES PARA ADULTOS
Recomendaciones por vacuna e indicación médica o de otra índole

Vacuna	Primario comprometido	Diabetes / Cardiopatía / Enf. crónica	Asplenia / Enf. del complemento	Enf. hepática crónica / factores coagulación	Insuficiencia renal / Infección VIH	Múltiples parejas sexuales / Usuarios de drogas por vía parenteral	Profesionales sanitarios	Contactos familiares y cuidadores de personas dependientes	Embarazo	Viajeros	Mayores hasta 65 años / CIN 2 o superior
TÉTANOS Y DIFTERIA DE ADULTO (a)	Personas vacunadas en la infancia (6 dosis) 1 dosis de recuerdo en torno a los 60 años. Personas primovacunadas en la edad adulta (3 dosis: 0, 1, 6-12 meses), 2 dosis de recuerdo con un intervalo de 10 años										
TÉTANOS, DIFTERIA Y TOS FERINA DE ADULTO (a*)			-				1 dosis	-	1 dosis		-
SARAMPIÓN, PAPERAS Y RUBÉOLA (b)		1 ó 2 dosis*								1 ó 2 dosis*	
HEPATITIS B (c)	3 dosis (0, 1, 6 meses)			3 dosis (0, 1, 6 meses)				3 dosis (0, 1, 6 meses)			
MENINGOCOCO C (d)	1 dosis	1 dosis		1 dosis							
MENINGOCOCO B (e)	2 dosis	2 dosis		2 dosis							
GRIPE (f)	1 dosis anual				1 dosis anual	1 dosis anual		1 dosis anual			
NEUMOCÓCICA CONJUGADA 13v (g)	1 dosis	1 dosis	1 dosis			1 dosis					
NEUMOCÓCICA POLISACÁRIDA 23v (h)		1 dosis				1 dosis					
HEPATITIS A (i)	2 dosis (0, 6 meses-5 años)		2 dosis (0, 6 meses-5 años)		2 dosis (0, 6 meses-5 años)			2 dosis (0, 6 meses-5 años)	2 dosis (0, 6 meses-5 años)		
VARICELA (j)		2 dosis (0, 4-8 semanas)*								2 dosis (0, 4-8 semanas)	
H. influenzae tipo b (k)	1 dosis	1 dosis		1 dosis							
VIRUS PAPILOMA HUMANO (l)											3 dosis (0, 1-2, 6 meses)

El estudio de las vacunas debe ser individualizado y puede ir desde una dosis anual de gripe hasta, por ejemplo, todo el calendario vacunal en trasplantados de médula ósea. Por lo que es importante el estudio de la persona para decidir su vacunación. Las vacunas más usadas en adultos son: Tétanos, Difteria, Hepatitis A, Hepatitis B, Triple Vírica, Neumococo y Gripe. Dejamos el calendario de vacunación de adultos de la Comunidad de Madrid de 2016 como ejemplo:

La vacuna de la gripe está recomendada en las siguientes circunstancias:

- Problemas crónicos de salud, tales como diabetes, alteraciones renales, circulatorias, alteraciones de la sangre etc. como por ejemplo: insuficiencia cardiaca, enfermedades valvulares, insuficiencia renal, anemia crónica, bronquitis crónica, enfisema, asma, cáncer.

- Problemas inmunológicos graves, de las defensas, como el VIH-Sida.

- Profesionales de la salud o la educación.

- Personas cuidadoras de pacientes con enfermedades crónicas de riesgo o que viven o trabajan en instituciones cerradas: residencias, hospitales.

- Mayores de 65 años.

10.2.1.2 Vacunación de personal sanitario

Las personas que trabajan en el ámbito sanitario están más expuestas a enfermedades inmunoprevenibles y pueden transmitirlas a las personas vulnerables con las que contactan. Debe ser una parte esencial de las estrategias de salud laboral en los centros sanitarios, ya que la vacunación se considera la medida más efectiva y eficiente para prevenir ciertas enfermedades infecciosas. Las vacunas que se recomiendan en el personal sanitario se pueden clasificar en dos categorías:

Vacunas recomendadas a todo el personal sanitario	Vacunas indicadas en ciertas situaciones
Sarampión, rubeola y parotiditis (TV)	Poliomielitis
Tétanos y difteria (Td)	Enfermedad meningocócica invasora (EMI)
Hepatitis B	Tosferina
Varicela	Hepatitis A
Gripe	Fiebre tifoidea

Las indicaciones de vacunación en los trabajadores sanitarios deben realizarse de manera individualizada en función de las características personales, de la actividad laboral y de los riesgos a los que estén expuestos. Los servicios sanitarios de los servicios de prevención del centro sanitario deben realizar la valoración y la vacunación del personal sanitario al inicio de su actividad y revisarla periódicamente. Algunos colectivos que deben incluirse también son los estudiantes, el personal en formación y los voluntarios sociales.

VACUNACIÓN FRENTE A LA GRIPE EN EL PERSONAL SANITARIO

En España se vacunaron frente a la gripe aproximadamente el 31,5% de los profesionales sanitarios (información de 8 CCAA). Las principales causas por las que los trabajadores rechazan la vacunación son la baja percepción del riesgo a enfermar, el temor a las reacciones adversas y dudas sobre la eficacia y efectividad.

La vacunación frente a la gripe ha demostrado ser la estrategia preventiva más efectiva para reducir la morbimortalidad de esta enfermedad en los grupos de riesgo. Las principales razones por las que el personal sanitario debe vacunarse son:

- Medida de autoprotección, puesto que el profesional sanitario tiene más oportunidades de resultar infectado por el virus de la gripe que la población general.

- El principio ético de no hacer daño al paciente: el trabajador sanitario no debe ser causa de enfermedades evitables en los pacientes a su cuidado. Asimismo, puede ser causa de la enfermedad a sus compañeros sanitarios.

- Profesionalismo y ejemplaridad: el profesional que se vacune tendrá mayor concienciación sobre las ventajas de la vacunación y, por tanto, será más proclive a recomendarla en los grupos de riesgo, teniendo un impacto superior sobre la población a la que recomienda la vacunación.

- La consideración del personal sanitario como servicio esencial para la comunidad. Las epidemias estacionales anuales de gripe están asociadas a una importante tasa de hospitalizaciones y mortalidad lo que demanda considerables recursos de salud para la atención de los pacientes y el control de esta situación.

Estudios realizados en centros geriátricos demuestran una reducción del 40% de la tasa de mortalidad global en las personas mayores si las coberturas de vacunación de los trabajadores del centro son superiores al 60%. Además, se ha observado que la vacunación tiene impacto en la disminución de la tasa de hospitalización en personas de riesgo.

10.2.2 Quimioprofilaxis. ¿De qué se trata?

La quimioprofilaxis es la administración de una sustancia química (normalmente un medicamento antibiótico) para:

- Prevenir la aparición de una infección.

- Evitar que una infección evolucione hasta un cuadro de enfermedad activa y manifiesta.

- Eliminar el estado de portador de un agente infeccioso específico con el fin de evitar la transmisión a otras personas y evitar que enfermen.

Por lo tanto, la quimioprofilaxis es una estrategia de prevención primaria si el paciente no ha sido infectado aún o de profilaxis secundaria si el paciente ha sido recientemente infectado y aún no presenta sintomatología. Se denomina quimioprofilaxis primaria y secundaria respectivamente.

A continuación, vamos a explicar algunas de las enfermedades que requieren un tratamiento antimicrobiano profiláctico a los propios pacientes o a los contactos de los casos.

10.2.2.1 Tuberculosis

La tuberculosis (TB) es una enfermedad transmisible producida por especies del género Mycobacterium. Aunque puede afectar prácticamente a cualquier órgano, la forma más frecuente es la pulmonar. En nuestro medio, Mycobacterium tuberculosis es el agente etiológico. El reservorio fundamental es el ser humano infectado que puede desarrollar la enfermedad y eliminar bacilos con todas las maniobras respiratorias, especialmente al toser o estornudar, convirtiéndose así en fuente de infección. Por tanto, la vía habitual de transmisión es la aérea. Desde el momento de la infección hasta que aparece una lesión primaria demostrable o una reacción tuberculínica significativa pueden transcurrir de dos a 12 semanas.

A partir de la publicación del Real Decreto 2210/1995, se consideran de declaración obligatoria tanto la tuberculosis respiratoria como la meningitis tuberculosa.

En los países con recursos sanitarios adecuados, entre los que se encuentra España, se debe realizar estudio de contactos en cada caso diagnosticado de TB, siendo prioritario en los casos de TB con mayor capacidad para transmitirse por vía respiratoria con baciloscopia o cultivo de esputo positivo. Los objetivos del estudio de contactos son identificar a los infectados y a los enfermos y proporcionarles tratamiento adecuado y/o seguimiento; interrumpir la cadena de transmisión y, siempre que sea posible, reconstruir la cadena de transmisión para identificar al caso índice. El tratamiento será recomendado a determinados contactos por Salud Pública y el tratamiento de elección es el fármaco llamado Isoniacida.

10.2.2.2 Enfermedad meningocócica

La enfermedad meningocócica es una enfermedad producida por Neisseria meningitidis. Se presenta de forma aguda con manifestaciones clínicas que pueden ser muy variadas, las más comunes son la meningitis y la sepsis. Suele tener un comienzo brusco, con fiebre, cefalea intensa, náuseas, vómitos, rigidez de nuca. El único reservorio conocido es el ser humano. El meningococo se transmite de forma directa de persona a persona por secreciones de la vía respiratoria y tras un contacto estrecho y prolongado.

El riesgo de transmisión persiste mientras permanezcan los meningococos en la nasofaringe. Éstos desaparecen en las 24 horas siguientes al inicio del tratamiento antibiótico adecuado. El estado de portador puede prolongarse durante semanas o meses y presentarse de forma intermitente. La transmisión se produce con el contacto cercano y prolongado con personas infectadas, los portadores asintomáticos, y con personas enfermas. Sin embargo, el riesgo de desarrollar la enfermedad es bajo y disminuye al aumentar la edad. El 97% de los casos son esporádicos. Existe una elevada proporción de portadores en relación con el número de enfermos.

Para el estudio epidemiológico se considerará contacto cercano:

- A las personas que convivan con el caso índice.

- A las personas que hayan pernoctado en la misma habitación del caso los 10 días anteriores a su hospitalización.

- Al personal sanitario y a las personas que hayan tenido contacto directo y sin protección (mascarilla) con las secreciones nasofaríngeas del enfermo (maniobras de reanimación, intubación traqueal, etc.).

- En guarderías y escuelas infantiles (hasta 6 años de edad):

  - Todos los niños y personal del aula.

  - Si varias aulas del mismo centro tuviesen actividades en común, se valorará considerar contactos a todos. En general, no se considerarán como contactos cercanos los compañeros de autobús, recreos o actividades limitadas en el tiempo, pero las autoridades de Salud Pública valorarán cada caso.

  - Si aparece otro caso en otra aula se considerará como contactos cercanos a todos los niños y personal de la guardería o de preescolar.

- En centros de estudio de primaria, secundaria, bachillerato, etc.:

  - Si aparece un caso en el centro se considerarán contactos cercanos a los compañeros que tengan un contacto frecuente y continuado con el enfermo como los compañeros de pupitre, de juego, de mesa en el comedor y como máximo a todos los compañeros que compartan la misma aula.

  - Si aparecen dos casos en el mismo centro, se considerarán contactos cercanos todos los alumnos de las aulas de donde proceden los casos y a sus profesores.

  - Si aparecen tres o más casos en el plazo de un mes, en al menos dos aulas, se considerará como contactos cercanos a todos los alumnos y personal del centro.

  - En los internados se considerará como contactos cercanos a los vecinos de cama del caso.

Cuando se presenta un caso desde Salud Pública, se deben tomar **las siguientes medidas:** administración de quimioprofilaxis a los contactos próximos de los casos, la vacunación de la población, medidas generales para el control de la transmisión respiratoria e información ante la aparición de uno o varios casos, adecuada según las circunstancias.

Rifampicina, ciprofloxacino y ceftriaxona están recomendados en la prevención de casos secundarios, aunque la rifampicina es el único antibiótico que presenta esta indicación en su ficha técnica y por lo tanto el fármaco de elección.

La vacunación en ningún caso sustituye a la quimioprofilaxis, es una medida complementaria. Ambas medidas son necesarias para evitar la aparición de casos secundarios. La vacunación está indicada como profilaxis postexposición en los contactos cercanos de un caso confirmado que no estuvieran previamente inmunizados.

10.2.2.3 Paludismo

El paludismo (también conocido como malaria) es una enfermedad causada por protozoos del género Plasmodium y transmitida por la picadura de la hembra del mosquito Anopheles sp. Es la más importante de todas las enfermedades parasitarias.

Según datos de la Organización Mundial de la Salud, en 2008 hubo 243 millones de casos de paludismo, la gran mayoría (85%) en África, seguida por el Sudeste Asiático (10%) y el Mediterráneo Oriental (4%). El paludismo está erradica-

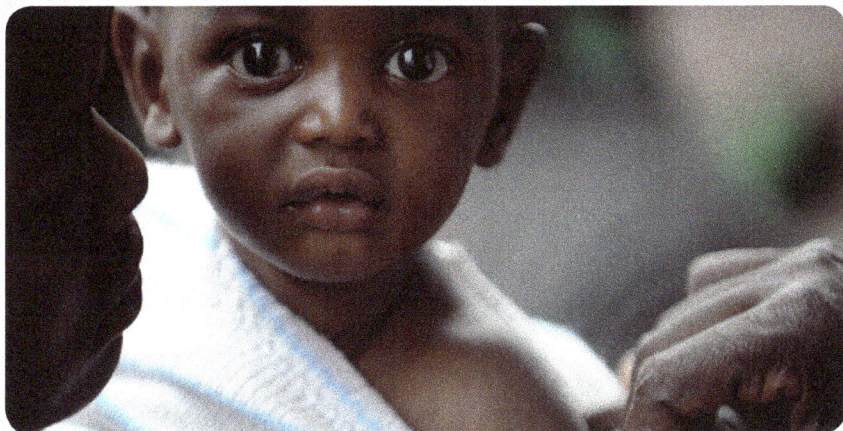

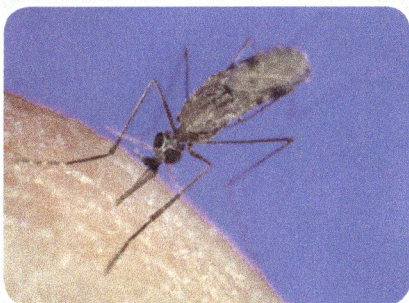

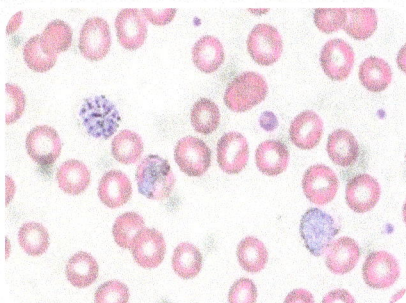

do en España desde 1962. Pero se declaran más de 400 casos importados cada año, principalmente del África subsahariana. En nuestro país, las medidas preventivas para esta enfermedad van dirigidas principalmente a proteger a los viajeros que visitan zonas con endemia palúdica y se basan fundamentalmente en: reducir el riesgo de picaduras de mosquitos y la quimioprofilaxis cuando esté indicada.

La quimioprofilaxis de esta enfermedad se debe iniciar antes de llegar a la zona endémica y la medicación varía según las especies de Plasmodium predominantes, sus resistencias y la intensidad o facilidad de la transmisión.

10.2.2.4 Quimioprofilaxis quirúrgica

Con la quimioprofilaxis operatoria se intenta conseguir que los medicamentos antimicrobianos actúen sobre aquellos microorganismos que pueden contaminar el campo operatorio antes de que la colonización microbiana se haya establecido, siendo lo ideal que existan niveles eficaces de antimicrobianos en el momento de producirse la incisión de la piel.

Existe una clasificación de las intervenciones quirúrgicas y su riesgo de infección:

TIPO DE CIRUGÍA	CARACTERÍSTICAS	RIESGO DE INFECCIÓN (ver nota)	MODO DE ACTUACIÓN
LIMPIA	- Tejido a intervenir no inflamado. - No hay traumatismo previo. - No se rompe la asepsia quirúrgica. - No afecta a tracto respiratorio, ni digestivo, ni genitourinario ni cavidad orofaríngea.	1-5 % (2,8 %)	No requiere quimioprofilaxis perioperatoria salvo inmunocomprometidos, cirugía con implantes o mayores de 65 años.
LIMPIA-CONTAMINADA	- Se entra en una cavidad con microorganismos pero no hay vertido significativo. - Intervención muy traumática sobre tejidos exentos de microorganismos. - Se afecta el tracto respiratorio, digestivo (salvo colon), cavidad orofaríngea o genitourinario.	5-15 % (4,9 %)	Quimioprofilaxis perioperatoria
CONTAMINADA	- Tejido a intervenir con inflamación aguda sin pus. - Apertura de una víscera con derramamiento de su contenido. - Heridas traumáticas recientes (< 6 horas)	15-25 % (8,9%)	Quimioprofilaxis perioperatoria
SUCIA	- Tejido a intervenir con pus. - Perforación de una víscera. - Heridas traumáticas de más de 6h de evolución sin tratamiento.	40-60 % (11,9 %)	Terapia empírica según intervención.

Nota: Sin paréntesis riesgo de infección sin profilaxis, entre paréntesis prevalencia de infección con profilaxis antibiótica en hospitales españoles, según estudio EPINE.

Inmaculada Salcedo Leal I Mª Jesús Romero Muñoz I Rafael Ruiz Montero I Adrián Hugo Aginagalde

Para la elección de un antimicrobiano se deberá seguir unas normas básicas:

- El agente antiinfeccioso escogido debe ser activo frente a los posibles microorganismos que van a provocar el proceso infeccioso postquirúrgico, por ser los habituales en el territorio a intervenir y los aportados del exterior (origen endógeno y exógeno respectivamente). En general, las cefalosporinas son los fármacos más empleados en profilaxis quirúrgica, debido a su espectro antibacteriano y su baja incidencia de reacciones alérgicas y efectos secundarios.

- Ha de alcanzar concentraciones efectivas en sangre y en lugar probable de la infección postquirúrgica.

- Debe ser el menos tóxico.

- El que menos altere la flora microbiana saprófita del enfermo ni selecciones microorganismos resistentes.

- El que se pueda administrar por la vía deseada.

- El de mejor relación coste/beneficio.

La profilaxis se administrará vía intravenosa inmediatamente antes de la intervención en la inducción anestésica o al menos dentro de la hora previa al inicio de la cirugía. Si es por vía intramuscular u oral, se administrará 1 hora antes .Es importante no administrar más de la de dosis recomendada, ni más tiempo del indicado, para no generar resistencias microbianas.

10.3 BIBLIOGRAFÍA

- *Salud pública en España: de la Edad Media al siglo XXI. Esteban Rodríguez Ocaña. Escuela Andaluza de Salud Pública, 2008.*

- *La notificación de casos de enfermedades. Un siglo de tradición. S. de Mateo, L.P. Sánchez Serrano. Gaceta Sanitaria vol.16 no.4 jul./ago. 2002.*

- *Creación de la red nacional de vigilancia epidemiológica. ¿Fin, comienzo o continua ción de una etapa? S. de Mateo. Gaceta Sanitaria. Volume 11, no. 4, 1997.*

- *Evaluación del sistema de vigilancia de enfermedades de declaración obligatoria (EDO). A. Leal Fernández, et al. Aten Primaria 1998;22:85-91*

- *Protocolos de la Red Nacional de Vigilancia Epidemiológica. Centro Nacional de Epidemiología. Instituto de Salud Carlos III. Red Nacional de Vigilancia Epidemiológica. Madrid, 2013.*

- Martínez Navarro, Ferran. (2000). *De la información a la acción: la vigilancia de la salud pública. Revista Española de Salud Pública*, 74(mon), 00. https://dx.doi.org/10.1590/S1135-57272000000600006 http://www.isciii.es/ISCIII/es/contenidos/fd-servicios-cientifico-tecnicos/vigilancias-alertas.shtml

- Vacunación en trabajadores sanitarios, Abril 2017. MSSSI. Disponible en: https://www.msssi.gob.es/profesionales/saludPublica/prevPromocion/vacunaciones/docs/Vacunacion_sanitarios.pdf

- Controversias sobre vacunas en España, una oportunidad para la vacunología social. José Tuells

- Kuehlein T, Sghedoni D, Visentin G, Gérvas J, Jamoule M. Prevención cuaternaria, actividad del médico general. PrimaryCare. 2010; 10(18):350-4.

- Vacunación en adultos. Año 2004. MSSSI. Disponible en: https://www.msssi.gob.es/profesionales/saludPublica/prevPromocion/vacunaciones/docs/recoVacunasAdultos.pdf

- Qué es la quimioprofilaxis. http://www.madrimasd.org/blogs/salud_publica/2010/08/10/132051

- PROTOCOLO DE TUBERCULOSIS: RESPIRATORIA, MENINGITIS y OTRAS TUBERCULOSIS. Gobierno de Aragón. Disponible en: http://www.aragon.es/estaticos/ImportFiles/09/docs/Profesionales/Salud%20publica/Vigilancia%20epidemiol%-C3%B3gica/Enfermedades%20Declaraci%C3%B3n%20Obligatoria%20otros%20procesos/Protocolos/36_Tuberculosis.pdf.PDF

- Protocolos SVEA. Junta de Andalucía.

- Documento de consenso sobre quimioprofilaxis quirúrgica. J.A. García-Rodríguez et al. *Sociedad Española de Quimioterapia y Asociación Española de Cirujanos.*

- Protocolo de quimioprofilaxis quirúrgica aprobado en la Comisión de Infecciones del Hospital reina Sofía. Córdoba 2015 https://www.juntadeandalucia.es/servicioandaluzdesalud/hrs3/index.php?id=otros_organos_participacion

CAPÍTULO 11

ME HAN DICHO QUE ESTOY COLONIZADO
POR UNA BACTERIA MULTIRRESISTENTE,
¿QUÉ SIGNIFICA ESO?

CAPÍTULO 11

ME HAN DICHO QUE ESTOY COLONIZADO POR UNA BACTERIA MULTIRRESISTENTE, ¿QUÉ SIGNIFICA ESO?

¿Qué es estar colonizado?
¿Me pueden visitar en casa si estoy colonizado?

11.1 CONCEPTO DE FLORA NORMAL

El cuerpo humano está formado por alrededor de, aproximadamente, diez veces más células bacterianas que células humanas, aunque hay estudios que dicen que están al 50%. Es lo que llamamos la microbiota o microbioma, también conocido como flora saprofita, pero flora es un término más botánico que microbiológico, y el saprofitismo hace referencia a la nutrición de esos organismos.

Una gran cantidad de bacterias está en la piel y en el tracto digestivo, pero también están en fosas nasales, garganta, etc. Son la primera barrera para protegernos de infecciones más graves.

Además, tienen otras funciones que incluyen la participación en los procesos de digestión de alimentos y de síntesis de vitaminas en el intestino, la producción del pH ácido de la vagina, o la protección frente a patógenos más agresivos.

Por tanto, en la mayoría de los casos, la interacción entre la flora normal y el ser humano es beneficiosa; pero pueden producirse circunstancias en que esto cambie y la flora normal se torne patógena oportunista, es decir se vuelva contra nosotros.

¿En qué momentos pueden estas bacterias causar enfermedades infecciosas? Pues, por ejemplo, cuando nuestro organismo tiene una situación especial como un sistema inmunológico alterado (defensas bajas), tratamientos antibióticos de amplio espectro, lesiones, grandes quemaduras, etc.

11.1.1 Los microorganismos de la piel

Son generalmente los conocidos como Gram-positivos (*Staphylococcus*, *Streptococcus*, *Corynebacterium*, *Bacillus*, más recientemente se ha descubierto que *Propionibacterium* supera con mucho a *Streptococcus* y *Bacillus*.

11.1.2 Flora normal de las manos

Dado que la mayoría de las infecciones nosocomiales son transmisibles por las manos, el lavado de las manos es una práctica de gran importancia en el control de estas infecciones, y es una de las prácticas más descuidadas por el personal sanitario. La flora nativa de las manos está compuesta por microorganismos transeúntes (provisionales) y microorganismos residentes (definitivos). Al primer grupo pertenece la mayoría de los microorganismos patógenos. Se trata de microorganismos que se quedan en nuestra piel durante poco tiempo y son fácilmente eliminados por lavado. Llegan a nosotros a través del contacto con material o instrumental contaminado. Los microorganismos residentes son habitantes habituales de la piel y, en general, son de baja virulencia por lo que no suelen ser peligrosos. Es más difícil eliminarlos por lavado. Incluyen diferentes tipos de estafilococos, corinebacterias, etc.. En ciertas ocasiones, es necesario eliminar ambos tipos de flora normal (operaciones quirúrgicas, tratamiento de pacientes con inmunodepresiones severas). De ahí que insistamos tanto en la Higiene de manos para el control de las infecciones.

Se ha comprobado que un número significativo de pacientes con catéteres arteriales (1%) o venosos (7%) llegan a tener bacteriemias, que son infecciones que pasan a la sangre y suelen ser causadas por microorganismos de la piel que acceden al interior del paciente a través de la herida de inserción del catéter.

11.1.3 Microorganismos de la cavidad oral

En la boca se desarrollan muchos microorganismos Hay estreptococos que son parte de la flora habitual tanto de los dientes como de la saliva, una gran cantidad de bacterias anaerobias estrictas y especies de los grupos de *Neisseria*, estafilococos, etc. También se encuentran Herpes virus. La presencia de elevados números de microorganismos anaerobios estrictos se debe a la alta tasa metabólica que tiene lugar en la boca, la cual propicia un ambiente de anaerobiosis ideal para estos microorganismos En la cavidad oral se producen biofilms. Estos se contaminan con gérmenes como el *Streptococcus mutans* (estreptococo del grupo *viridans*) que es el agente productor de la caries dental.

11.1.4 Microorganismos del tracto gastrointestinal

Muchos microorganismos bucales son arrastrados hacia el interior del aparato digestivo. El bajo pH del estómago elimina la mayoría de ellos; pero el intestino, con la temperatura y el aporte de nutrientes constante, es un ambiente muy favorable para el desarrollo de altas poblaciones microbianas: por encima de 10^9

bacterias por gramo pertenecientes a más de 500 especies diferentes. La mayoría de los microorganismos se encuentran en el intestino grueso. Aproximadamente el 99% de la flora intestinal de un adulto lo forman bacterias anaerobias estrictas ej. Bacteroides. Las bacterias anaerobias facultativas (Enterobacterias) representan el 1% (*Escherichia*, *Proteus*, *Klebsiella*)

Hay una presencia importante de enterovirus, rotavirus, adenovirus y herpesvirus localizados en el intestino grueso.

Las poblaciones gastrointestinales cambian con la dieta y sobre todo con los tratamientos antibióticos. La flora intestinal es esencial para el desarrollo correcto del sistema inmune intestinal.

11.1.5 Microorganismos de vías respiratorias

Es una microbiota muy diferente de la del tracto gastrointestinal. Los microorganismos habituales del tracto respiratorio superior son *Streptococcus*, *Neisseria*, *Staphylococcus*, *Haemophilus*, *Bacteroides* y *Fusobacterium*. Se encuentran también adenovirus y herpes virus. El tracto respiratorio inferior, por el contrario, no tiene ninguna flora asociada normal porque los microorganismos que llegan allí son rápidamente eliminados por los sistemas de fagocitos del huésped.

11.1.6 Microorganismos del oído externo

Presenta una flora similar a la de la piel, en la que predominan los cocos Gram-positivos, bacilos Gram-positivos y una pequeña proporción de bacilos Gram-negativos (enterobacterias y *Pseudomonas*).

11.1.7 Microorganismos de las conjuntivas

La mucosa conjuntival se contamina en el momento del nacimiento y contiene una flora similar a la de la piel con presencia adicional de *Neisseria*, *Haemophilus* y algunos virus.

11.1.8 Microorganismos de vías genitourinarias

La mayor parte del tracto genitourinario (desde los riñones a la vejiga) están libres de microorganismos y no hay flora normal asociada. Sin embargo, sí hay flora normal asociada en las regiones genitales externas masculinas y femeninas. Debido a su amplia superficie, a la cantidad de sus secreciones y a su pH ácido, la vagina es un nicho muy rico en flora normal formada por especies de *Streptococcus*, *Lactobacillus*, *Bacteroides* y *Clostridium* (muy dominada en todo caso por lactobacilos y/o otras bacterias formadoras de ácido láctico.

También se encuentran hongos (levaduras) del género *Candida*, protozoos del género *Trichomona*s e incluso pequeñas cantidades de herpes virus.

Normalmente, cuando estamos sanos convivimos con nuestra microbiota o flora saprofita y no tenemos infecciones.

El ser humano, a lo largo de su vida, está continuamente en contacto con microorganismos presentes en el medio ambiente, en el agua y en los alimentos que ingiere y en los seres vivos que lo rodean. Realmente estamos colonizados de gérmenes que nos defienden. La relación biológica mutuamente provechosa entre dos seres vivos, como el ser humano y su microflora normal, se denomina simbiosis.

11.2 GÉRMENES MULTIRRESISTENTES

Vamos a definir lo que es un germen mutirresistente. Lo repetiremos en algunos otros capítulos. Es un germen que apenas tiene un tratamiento antibiótico que lo pueda erradicar. Es decir se ha hecho resistente a aquellos antibióticos que eran capaces de acabar con él. ¿Cómo lo sabemos? Pues fundamentalmente porque el laboratorio de microbiología nos lo demuestran en los estudios y porque clínicamente el enfermo no mejora con ese tratamiento antibiótico.

Multirresistencia: Microorganismo cuando es resistente a dos o más grupos de antimicrobianos habitualmente empleados en su tratamiento.

Resulta, sobre todo, de la respuesta de los microorganismos sometidos a presión antimicrobiana. Es decir, del uso continuado y a veces inadecuado de los tratamientos antibióticos.

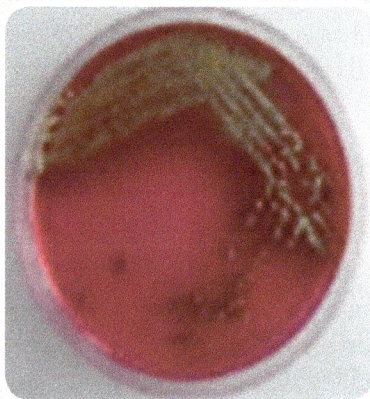

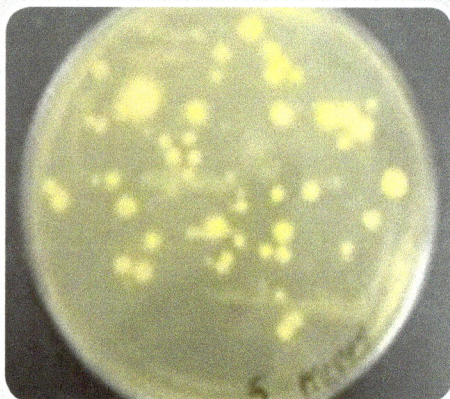

Inmaculada Salcedo Leal | Mª Jesús Romero Muñoz | Rafael Ruiz Montero | Adrián Hugo Aginagalde

Los gérmenes más frecuentes son:

1. *Staphylococcus aureus*: *Staphylococcus aureus* resistente a meticilina (SARM). También conocido como **MARSA** (siglas en inglés). Y también a Oxacilina.

2. **Enterococcus spp. resistentes a glucopéptidos**. *Enterococcus faecalis, Enterococcus faecium*, resistente a glucopéptidos: Vancomicina y/o Teicoplanina. *E.faecium* suele ser también resistentes a ampicilina y quinolonas.

3. **Enterobacterias productoras de betalactamasas de espectro extendido/ampliado (BLEE/BLEA).** Una beta-lactamasa es una enzima capaz de producir la hidrólisis de algún beta-lactámico. Los gérmenes más frecuentes son *Escherichia. coli, Klebsiella.pneumoniae* y otras menos frecuentes: *Klebsiella oxytoca, Proteus mirabilis, Serratia marcescens, Providencia stuartii, Enterobacter cloacae*, etc.

BLEE: Hidroliza in vitro todos los betalactámicos de uso clínico salvo carbapenemas y cefamicinas.

Se inhiben con los inhibidores de betalactamasas de serina (a. clavulánico, tazobactan y sulbactam)

No son BLEE: Las enzimas plasmídicas que se relacionan con las betalactamasas de clase C (*C.freundii, M. morganii*) porque no hidrolizan el cefepime y no se inhiben por inhibidores.

Carbapenemasas. Resistente a: Cefotaxima, Ceftazidima, Cefepime, Amoxicilina, Ticarcilina, Cefalotina, Cefuroxima.

Puede ser sensible a: Amoxicilina-clavulánico, en algunas ocasiones, Piperacilina-tazobactam, Cefoxitina, Ceftazidima-clavulanico.

La confirmación se realiza por métodos de laboratorio de microbiología, con difusión (discos o e-test) basados en la diferencia de inhibición del antibiótico.

Gérmenes productores de carbapenemasas, y por tanto, resistentes a los antibióticos conocidos como Carbapenemes (Imipenem, Meropenem), los más frecuentes y que se dan en zonas de riesgo del Hospital (UCI) etc son el *Acinetobacter baumannii* multirresistente, *Pseudomonas aeruginosa, Burkholderia cepacia* y *Klebsiella pneumoniae* resistente a Carbapenemes.

11.3 MECANISMOS DE PRODUCCIÓN DE LAS RESISTENCIAS

En el capítulo 4 se hizo una descripción de las resistencias. Recordamos los principales mecanismos de producción de las resistencias de estas bacterias: las carbapenemasas más frecuentes entre las enterobacterias son las siguientes: el tipo KPC serina carbapenemasas (perteneciente a la clase molecular de Ambler); el VIMand tipo NDM metalo-beta-lactamasas (perteneciente a la clase molecular de Ambler B); y la OXA-48-como serina carbapenemasas (perteneciente a la clase molecular de Ambler D.

La especie más común es *Carbapenemase Producing Enterobacteriaceae* (CPE) (no es, de hecho, una especie, ya que comprende no sólo especies, sino géneros bacterianos diferentes) suelen llevar determinantes de resistencia adicional a otros agentes antimicrobianos, haciendo estas cepas resistentes a muchos antibióticos y por lo tanto dejando pocas opciones terapéuticas para los pacientes infectados. Otro que está aumentando es la *Stenotrophomonas maltophilia*, bacilo Gram negativo similar a *Pseudomonas*.

PROGRAMA RESISTENCIA ZERO
Marcadores de multirresistencias para cada bacteria

Bacteria	Marcador de resistencia a antibióticos
Bacterias Gram positiva	
Staphylococcus aureus	Resistentes a meticilina (**SARM**)
Enterococcus	Resistencia a Vancomicina (**ERV**)
Bacterias Gram negativa	
Escherichia coli	Resistente a Cefalosporinas de 3ª G
	Resistente a Carbapenémicos
Klebsiella spp.	Resistente a Cefalosporinas de 3ª G
	Resistente a Carbapenémicos
Pseudomonas aeruginosa	Resistente a Carbapenémicos
Acinetobacter baumannii	Resistente a Imipenem

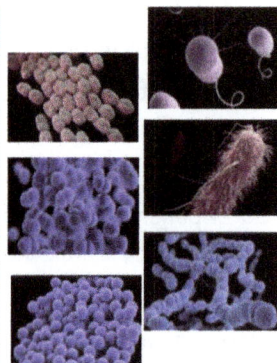

❖ European Centre for Disease Prevention and Control. Antimicrobial resistance surveillance in Europe 2012. Annual Report of the European Antimicrobial Resistance Surveillance Network (EARS-Net). Stockholm: ECDC. 2013

ecdc   emea 2012
European Medicines Agency

11.4 ¿QUÉ OCURRE CUANDO ESTAMOS COLONIZADOS POR UN GERMEN MULTIRRESISTENTE?

La colonización es un grado mínimo de la infección que puede ser un estado previo a la infección. Las bacterias colonizan las mucosas o la piel y se multiplican allí sin que haya una respuesta clínica o inmune por parte del huésped. Por ejemplo, la presencia de estafilococos potencialmente patógenos en la cavidad nasal.

Si hemos tenido contacto con un germen multirresistente por cualquier causa, por ejemplo, en nuestro intestino hemos desarrollado una *Klebsiella* productora de Betalactamasas o carbapenemasas, podemos quedarnos colonizados por ese ger-

Inmaculada Salcedo Leal I Mª Jesús Romero Muñoz I Rafael Ruiz Montero I Adrián Hugo Aginagalde

men, y se detecta en nuestro organismo por pruebas de *screening*. En este caso, mediante un hisopo rectal es lo más frecuente.

También podemos tener estafilococos *aureus* meticilín resistentes (MARSA) en las fosas nasales y lo detectamos con una torunda que se cultiva en microbiología como el hisopo.

Otras veces se utilizan técnicas más rápidas, como la detección por PCR (Reacción en cadena de la polimerasa), que es una técnica de biología molecular.

Si estoy colonizado por un germen multirresistente, y me lo han confirmado en mi centro sanitario tenemos que saber que nosotros podemos ser una fuente de infección para otras personas en situación de inmunidad baja, o sometidas a tratamientos específicos, como hemos comentado anteriormente.

¿Me pueden visitar en mi casa o en la residencia cuando me han dado de alta, estando colonizado?

Rotundamente sí. En nuestros domicilios o fuera del hospital, no supone un riesgo importante, hay que tener siempre las medidas higiénicas, la higiene de manos y ser cuidadosos al comer, al salir del baño, etc. Lo veremos en el capítulo de visitantes y familiares. De hecho muchas personas sanas están colonizadas por gérmenes multirresistentes y no lo saben. Lo conocen cuando acuden al Hospital y por cualquier causa se le hace una prueba de *screening*.

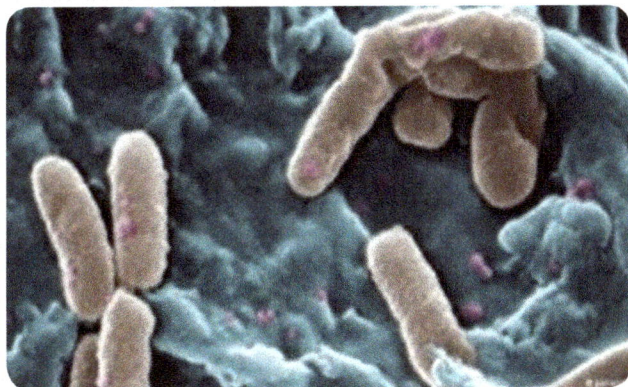

De todas formas, si acudimos al hospital por cualquier causa, intervención quirúrgica, ingreso por alguna otra enfermedad, es imprescindible hacerlo saber para no contagiar a otros pacientes, ya que el manejo de nuestra situación por parte de los profesionales sanitarios puede diseminar el germen por el que estamos colonizados, y provocar en otros pacientes infecciones que agraven su estado de salud.

Aunque no estemos enfermos de esa infección, en el hospital debemos ser aislados para no contagiar a otros pacientes, o ingresarnos en una habitación con un paciente que tenga el mismo germen (recordamos el aislamiento de cohorte).

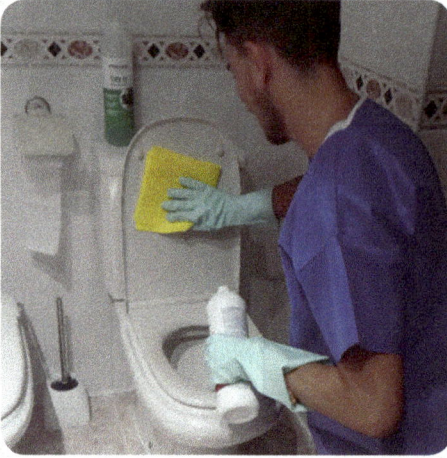

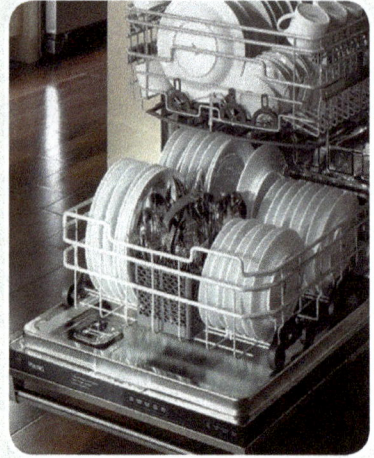

Manejo del entorno de un paciente colonizado en su domicilio

Otra situación diferente es la **infección inaparente:**

El paciente no muestra un cuadro clínico, pero sí se observa una respuesta inmune. Es una infección asintomática o subclínica. La infección subclínica o inaparente se suele producir cuando se produce el contagio por un número pequeño de microorganismos o estos son poco virulentos.

11.4.1 Enfermedad infecciosa

Por último, tenemos la propia enfermedad, en la que se producen síntomas clínicos y respuesta inmune. La enfermedad se produce cuando los microorganismos son muy virulentos, o su número es mayor, de forma que interfieren con los mecanismos de resistencia del huésped. La enfermedad infecciosa y la subclínica siguen una evolución similar.

Cuando las manifestaciones de la enfermedad no son aparentes, se habla de enfermedad o infección subclínica o asintomática. En las enfermedades ya manifiestas, se da una fase subclínica que corresponde al **período de incubación** y en el que se decide el resultado de la infección. Si la virulencia del microorganismo vence a los mecanismos de defensa del huésped, comienzan a aparecer síntomas.

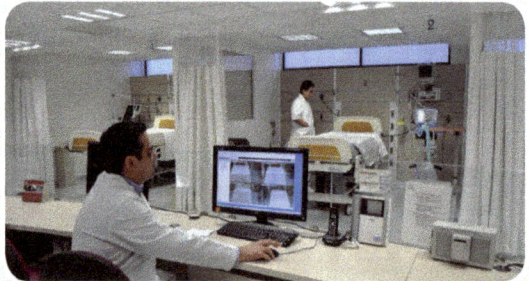

Inmaculada Salcedo Leal I Mª Jesús Romero Muñoz I Rafael Ruiz Montero I Adrián Hugo Aginagalde

Estos síntomas son conocidos y observables: se llaman SIGNOS y el médico debe detectarlos: fiebre, diarrea, manchas en la piel, etc.), o a veces solo el paciente puede observarlos, y se llaman SÍNTOMAS, ej. dolor, malestar, falta de apetito, etc.

Clásicamente se habla de la especificidad de la infección, la cual se comprueba mediante los llamados **postulados de Koch,** que permiten identificar el agente etiológico de un proceso infeccioso. Son los siguientes:

1. El microorganismo debe encontrarse en todos los casos de la enfermedad.

2. Debe aislarse y obtenerse como cultivo puro a partir de las lesiones o en una muestra microbiológica.

3. Debe reproducir la enfermedad cuando se inocula, a partir de un cultivo puro, en un animal de experimentación susceptible

4. Debe aislarse el mismo microorganismo en cultivo puro a partir de las lesiones producidas en el animal.

5. El microorganismo debe inducir una respuesta inmune con la aparición de anticuerpos específicos en la sangre del hombre o animal infectado que puedan demostrarse por pruebas serológicas. No siempre pueden comprobarse todos los postulados.

11.5 PODER PATOGÉNICO Y VIRULENCIA

Es necesario distinguir el concepto de patogenicidad, que se refiere a la capacidad de un microorganismo para producir una enfermedad, del de virulencia, que indica el grado, la dosis o número de microorganismos que son necesarios para que se desencadene la enfermedad en un tiempo dado. Es como si la virulencia fuese el mayor o menor grado de patogenicidad.

La patogenicidad es una característica intrínseca del microorganismo, que tiene la capacidad

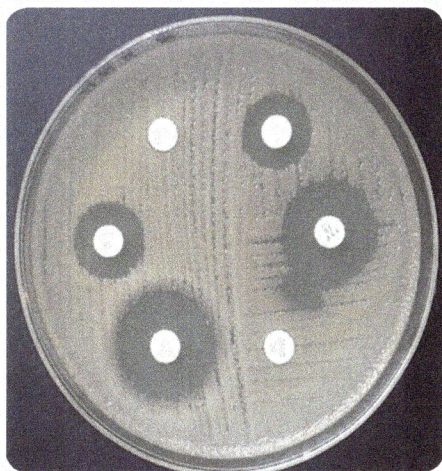

de colonizar y de producir enfermedad en huéspedes normales sanos, en los que superan las barreras de defensa normales.

Para que las bacterias puedan desarrollar su acción patógena, es necesario que: lleguen al huésped lo colonicen y resistan la acción de los sistemas inmunes.

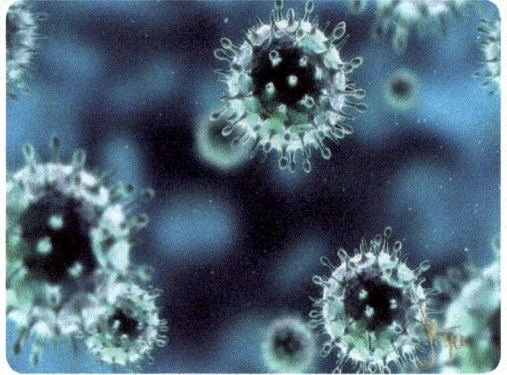

La desaparición paulatina de los síntomas va seguida del periodo de convalecencia, y lleva a la curación clínica; sin embargo, esto no significa que se haya eliminado totalmente el microorganismo, es decir que se haya alcanzado la curación microbiológica.

Cuando la presencia del microorganismo persiste tras la curación clínica, el sujeto se convierte en portador sano y constituye un posible foco de contagio, y en algunos casos puede mantenerse así de por vida (p. ej.: virus de la hepatitis B).

Las infecciones que se desarrollan en cuestión de días o semanas dan lugar a una infección aguda, pero también existen enfermedades infecciosas crónicas, que persisten meses o años (p. ej.: tuberculosis, lepra o sífilis), producidas por bacterias de lento crecimiento.

Colonización

La vía de colonización de los microorganismos exógenos es generalmente la piel o, con mayor frecuencia, las mucosas de las vías gastrointestinal, genitourinaria o respiratoria. En el caso de muchas infecciones, la fuente de los microorganismos es la propia flora normal. En el caso de infecciones de origen exógeno, las bacterias deben resistir los sistemas de defensa de las mucosas y de la acción de los anticuerpos.

Una forma especial de enfermedad crónica la constituyen aquellas en las que las fases de enfermedad manifiesta se alternan con otras subclínicas, como es el caso de microorganismos capaces de permanecer latentes durante largo tiempo (p. ej.: virus herpes simple y varicela, y las bacterias causantes de tuberculosis y brucelosis). A este tipo de infecciones se las llama recurrentes.

Inmaculada Salcedo Leal I Mª Jesús Romero Muñoz I Rafael Ruiz Montero I Adrián Hugo Aginagalde

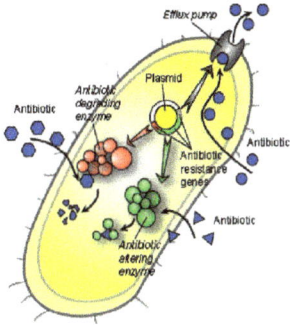

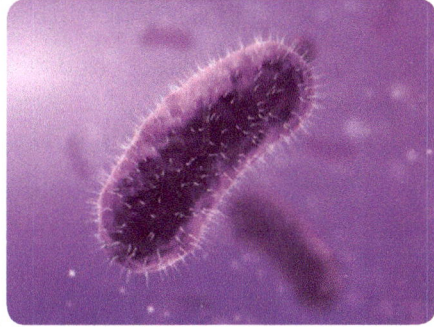

Se dan casos de personas que han estado 20 o 30 años sin saber que estaban infectados de manera asintomática por el germen productor de la tuberculosis (Bacilo de Koch) por ej. y en una situación de tratamiento inmunosupresor o una enfermedad que disminuya sus defensas, se produce una reactivación del germen y un cuadro clínico de una tuberculosis pulmonar. Esto ocurre porque antes no se tomaban medidas de control de aislamiento.

11.6 CRITERIOS PARA LAS DEFINICIONES DE INFECCIÓN RELACIONADA CON LA ASISTENCIA SANITARIA Y GÉRMENES MULTIRRESISTENTES SEGÚN LOS PROTOCOLOS

Las definiciones de casos de Infección relacionada con la atención sanitaria y de caso de resistencia a antibiótico, se hará de acuerdo a la normativa europea establecida en la Decisión 2119/98/CE del Parlamento Europeo y del Consejo de la Unión Europea.

11.6.1 Definición de caso genérico de infección hospitalaria o relacionada con la asistencia sanitaria

Se entiende por infección relacionada con la hospitalización actual del paciente la que corresponde a una de las definiciones de caso y se manifiesta del siguiente modo:

• los síntomas aparecen a partir del día 3 del ingreso actual en el hospital (el día de ingreso = día 1).

• el paciente fue operado el día 1 o el día 2 y presenta síntomas de infección del sitio quirúrgico antes del día 3.

- al paciente se le colocó un dispositivo mediante una técnica invasiva el día 1 o día 2 y se produjo una infección hospitalaria antes del día 3.

Se excluyen las complicaciones o la diseminación de las infecciones ya presentes en el momento del ingreso, excepto cuando un cambio de patógeno o sintomatología sugiera la adquisición de una nueva infección.

Se entiende por infección relacionada con una hospitalización previa la que corresponde a una de las definiciones de caso y se manifiesta del siguiente modo:

- el paciente presenta una infección, pero ha vuelto a ser ingresado menos de 2 días después de un ingreso previo en un hospital de agudos.

- el paciente ha ingresado con una infección que corresponde a la definición de caso de infección del sitio quirúrgico: se presenta antes de transcurridos 30 días desde la operación.

- un implante y la infección aparece en profundidad, o en el órgano o espacio y el paciente tiene síntomas que corresponden a la definición de caso, o bien está tomando antibióticos contra dicha infección.

- el paciente ha ingresado con una infección por *Clostridium difficile* (o presenta sus síntomas en el plazo de 2 días) menos de 28 días después de haber sido dado de alta de un hospital de agudos. ES L 262/40 Diario Oficial de la Unión Europea 27.9.2012.

La clasificación de caso de IRAS causada por germen multirresistente específico, se hará teniendo en cuenta estos criterios.

- **Definición de paciente colonizado**: paciente en el que se aísla BMR en una muestra biológica y que no manifiesta sintomatología compatible con infección por dicho microorganismo.

- **Definición de caso probable:** paciente que presenta clínica sugerente de infección por BMR y con alta sospecha epidemiológica, sin que exista aislamiento del microorganismo en muestra biológica.

- **Definición de caso confirmado**: paciente con aislamiento de BMR en una muestra biológica y cuadro clínico compatible.

- **Definición de contacto**: Paciente susceptible de haber tenido una exposición directa (poco probable en el caso de pacientes de UCI o Neonatología) o indirecta (a través de fómites o manos del mismo personal sanitario) con un paciente infectado o colonizado por BMR. Cada tipo de infección asociada a la asistencia sanitaria presenta unos criterios específicos que se definirán en los protocolos para su vigilancia y notificación.

Inmaculada Salcedo Leal l Mª Jesús Romero Muñoz l Rafael Ruiz Montero l Adrián Hugo Aginagalde

11.6.2 Definición de caso genérica de resistencia a los antibióticos

Estos aspectos pueden ser menos asequibles para determinados lectores, pero puede resultar interesante explicar como un microorganismo se define como clínicamente sensible, de respuesta intermedia o resistente a un antibiótico según determinados los valores. Los conocidos como valores críticos de EUCAST (correlación entre los valores clínicos de Concentración Mínima Inhibitoria y el diámetro de la zona de inhibición). Me remito a Normativas europeas. ES L 262/56 Diario Oficial de la Unión Europea 27.9.2012

Sensible (S) - Un microorganismo se considera sensible a un antibiótico cuando el nivel de actividad antimicrobiana de este se asocia con una alta probabilidad de éxito terapéutico. Es decir el antibiótico es capaz de acabar con el germen.

De respuesta intermedia (I)

• Un microorganismo se considera de respuesta intermedia a un antibiótico cuando el nivel de actividad antimicrobiana de este se asocia con un efecto terapéutico incierto: el patógeno puede tratarse adecuadamente en las partes del cuerpo en que se concentra el fármaco, o cuando pueden administrarse altas dosis del medicamento; además, esta clasificación establece una zona tampón que permite evitar grandes divergencias de interpretación frente a pequeños factores técnicos no controlados.

• Un microorganismo se clasifica como de respuesta intermedia (I) aplicando los valores críticos apropiados en un sistema de ensayo fenotípico determinado.

Resistente (R) - Un microorganismo se considera resistente a un antibiótico cuando el nivel de actividad antimicrobiana de este se asocia con una alta probabilidad de fracaso terapéutico.

• Un microorganismo se clasifica como resistente (R) aplicando el valor crítico apropiado en un sistema de ensayo fenotípico determinado.

• Este valor crítico puede ser modificado cuando así lo justifiquen las circunstancias.

Los microorganismos y los antibióticos correspondientes (combinaciones patógeno fármaco) pertinentes para la vigilancia en humanos están definidos en protocolos de vigilancia.

11.7 DESCONTAMINACIÓN PARA LA DISMINUCIÓN DE GÉRMENES DE UN PACIENTE

11.7.1 INTESTINAL SELECTIVA CON GENTAMICINA

INDICACION

Solo se indica para intentar la erradicación del estado de colonización de *Klebsiella pneumoniae* productora de carbapenemasas. KPC (KP-KPC), en un paciente inmunodeprimido o que se vaya a realizar alguna prueba invasiva o intervención quirúrgica o bien se le vaya a dar quimioterapia. Es muy difícil que se elimine el germen en su totalidad, suele quedar colonizado. Se hace con gentamicina, se puede aplicar en pasta y oral.

Al finalizar el tratamiento, se solicitará un control de hisopo rectal

- hisopo positivo: fracaso de la descontaminación. No continuar tratamiento.

- hisopo negativo: comprobar la negatividad una semana después. En todos los pacientes ingresados en los que el control sea negativo al final del tratamiento se realizará HISOPOS RECTALES de control semanales hasta su alta. Posteriormente, se realizará un control a los 2 meses de finalizar el tratamiento (consulta externa).

11.7.2 FOSAS NASALES CON MUPIROCINA

Para eliminar el Estafilococo *aureus* meticilin resistente (MRSA).

Se están ensayando nuevas opciones como cefotaxima, colistina y otros en descolonización digestiva, así como povidona en la nasal. No obstante hay gran controversia con las descontaminaciones, ya que el uso de los antimicrobianos puede generar resistencias y no se garantiza la descolonización de los pacientes. Solo se realizará en las ocasiones que se indican anteriormente. Además pueden producir una falsa seguridad si la prueba de screening es negativa porque puede volver a positivizarse.

11.8 BIBLIOGRAFÍA

- Guideline for Isolation Precautions: Preventing Transmission of Infectious Agents in Healthcare Settings 2007. Jane D. Siegel, MD; Emily Rhinehart, RN MPH CIC; Marguerite Jackson, PhD; Linda Chiarello, RN MS; the Healthcare Infection Control Practices Advisory Committee.

Inmaculada Salcedo Leal I Mª Jesús Romero Muñoz I Rafael Ruiz Montero I Adrián Hugo Aginagalde

- Management of Multidrug-Resistant Organisms In Healthcare Settings, 2006 CDC Jane D. Siegel, MD; Emily Rhinehart, RN MPH CIC; Marguerite Jackson, PhD; Linda Chiarello, RN MS; the Healthcare Infection Control Practices Advisory Committee.

- Álvarez-Lerma F, et al. Efectividad del aislamiento de contacto en el control de bacterias multirresistentes en un servicio de medicina intensiva. Enferm Infecc Microbiol Clin 2002;20(2):57-63.

- Alvarez Lerma F, Palomar Martínez M, Gracia Arnillas MP. Aspectos epidemiológicos de la infección por microorganismos multirresistentes en las unidades de cuidados intensivos españolas. Enferm Infecc Microbiol Clin 2006;5 (5):24-29

- Measures to prevent transmission of highly resistant microorganisms (HRMO). Infection prevention Working Party. Puublished:December 2005. Revision :December 2010.

11.9 LINKS DE INTERÉS

- www.ncbi.nlm.nih.gov/pmc/articles/PMC2398721/pdf/nihms4730.pdf
- www.ncbi.nlm.nih.gov/pmc/articles/PMC3535073/pdf/nihms424100.pdf
- www.ncbi.nlm.nih.gov/pmc/articles/PMC4848870/pdf/13073_2016_Article_307.pdf)
- www.ncbi.nlm.nih.gov/books/NBK144001
- www.textbookofbacteriology.net/normalflora_3.html
- www.ncbi.nlm.nih.gov/pmc/articles/PMC3248621

CAPÍTULO 12

QUÉ NORMAS Y MEDIDAS DE BUENA PRÁCTICA
DEBE SEGUIR EL PERSONAL SANITARIO

CAPÍTULO 12

QUÉ NORMAS Y MEDIDAS DE BUENA PRÁCTICA DEBE SEGUIR EL PERSONAL SANITARIO

12.1. ¿QUÉ HACE EL MÉDICO/A PARA PROTEGERME DE LAS INFECCIONES?

Los médicos o personal facultativo (referidos a mujeres y hombres por no ser reiterativos), que trabajan en los centros sanitarios deben incorporar las medidas de prevención de la infección en su trabajo habitual. Normalmente, el facultativo tiene implícitas en sus tareas habituales la labor de prevención de las infecciones.

Son muchos los aspectos a tratar y los vamos a resumir en este capítulo. No obstante hay medidas a las que hemos dedicado un capítulo específico.

Los hospitales no son lugares estériles, es decir libres de todo germen, lo que, además de innecesario, es imposible. Es un medio ambiente controlado, pero no exento de poder contraer una infección. En algunas zonas del hospital se consiguen ambientes libres de determinados gérmenes que pueden ser patógenos para los pacientes: quirófanos, cámaras de trasplante, habitaciones de determinados tipos de aislamiento, etc. Los técnicos, ingenieros, y muchos profesionales no sanitarios del hospital, empezando por los profesionales de la limpieza, cuya misión es tan importante como a veces poco valorada, intentan siempre mantener estos ambientes en perfecto estado. Sus actuaciones son motivo de otro capítulo.

En los Centros de Salud esta medida tiene la misma importancia como comentamos en el capítulo correspondiente.

¿Qué puede hacer un médico en estos lugares?

12.1.1 HIGIENE DE MANOS

La medida que nunca debemos olvidar es la **Higiene de manos, en los 5 momentos que marca** la OMS, son:

- Antes del contacto con el paciente
- Antes de un procedimiento limpio o aséptico

- Después de haber tenido riesgo de exposición a fluidos corporales

- Después del contacto con el paciente

- Después de tocar el entorno del paciente

Este modelo de la OMS se centra específicamente en los contactos que se producen en la zona del paciente durante la asistencia sanitaria, no se limita a los pacientes ingresados o encamados, sino que también se aplica a los pacientes ambulatorios.

Esta práctica es inexcusable, y no sólo para los médicos. En todas las habitaciones del hospital suele disponerse de botes con soluciones hidroalcohólicas dentro e incluso a veces también fuera, en reanimación, en mesas para su dispensación, y en cualquier caso, si no las hubiera se solicitarán a los responsables de suministrarlos.

Además, se debe exigir la solución hidroalcohólica de mejor calidad, ya que la adherencia es mayor, debe ser poco irritante, que no se deformen los botes, que el olor no sea desagradable, y lo principal, que cumpla los requisitos necesarios para descontaminar adecuadamente las manos. Se debe disponer de presentaciones en gel y líquida. Además, existen botes pequeños para llevar en el bolsillo de la bata.

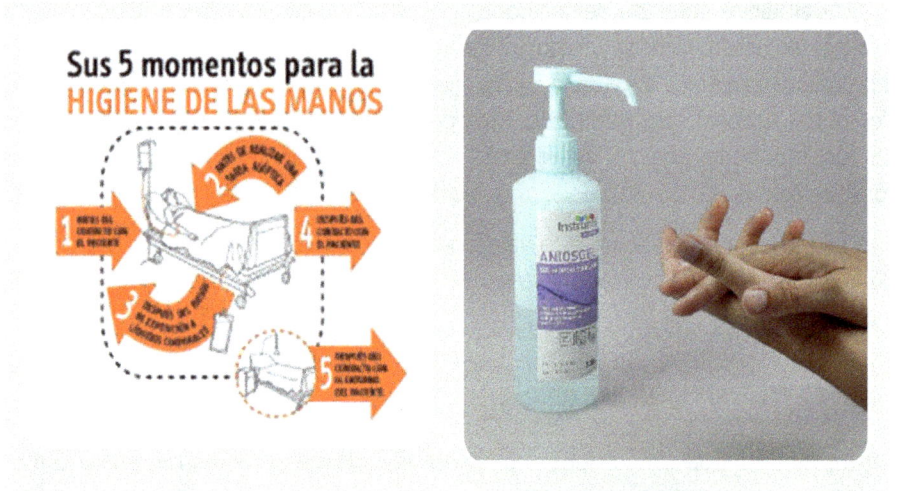

Inmaculada Salcedo Leal I Mª Jesús Romero Muñoz I Rafael Ruiz Montero I Adrián Hugo Aginagalde

12.1.2 USO DE GUANTES

Otro aspecto importante es el uso apropiado de guantes. Se debe restringir **el uso de los guantes** a las situaciones en que sea estrictamente necesario: si los usamos para tareas innecesarias, nos darán falsa seguridad y estaremos diseminando los gérmenes a través de los guantes.

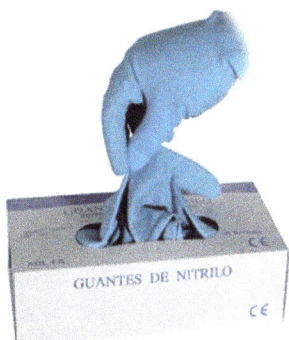

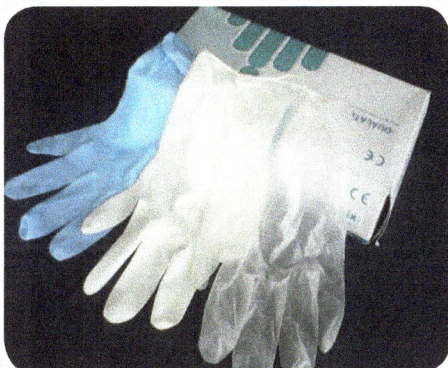

12.1.3 OTROS MÉTODOS DE BARRERA

Batas desechables, calzas, mascarillas, como se ha comentado ampliamente de su uso en el apartado de aislamientos en el capítulo 5, medidas universales.

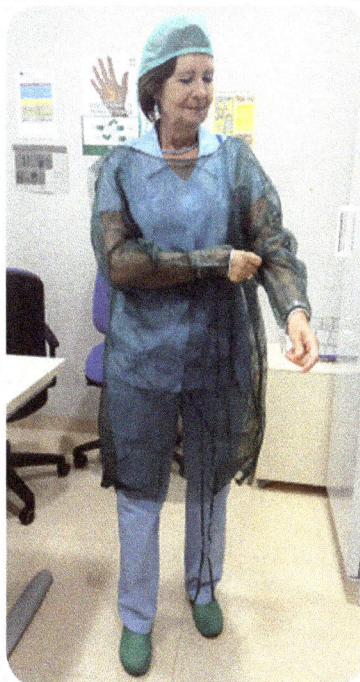

12.1.4 PRECAUCIONES DE AISLAMIENTO

Es importante conocer con detalle la **política de aislamientos** y hacérsela saber respetar a los familiares y visitas. Recordamos los tipos de aislamientos:

- Precauciones de gotas

- Precauciones aéreas

- Precauciones de contacto

- Aislamiento protector

Cada uno de ellos se explica de manera detallada en el capítulo 5.

12.1.5 MEDIOAMBIENTE HOSPITALARIO

Referente a mantener el medioambiente en las zonas de riesgo, el médico debe contribuir manteniendo puertas y ventanas cerradas, evitando el trasiego de personas de un lugar a otro. Esto no es solo labor del médico, sino de todo el personal implicado en esas áreas; esta medida es especialmente importante en Uidades de cuidaos intensivos (UCIs), quirófanos, zonas y habitaciones de aislamientos, Hematología, por poner algunos ejemplos. También es fundamental no tocar indiscriminadamente superficies ni pomos de puertas, ni objetos potencialmente contaminados y, si es necesario hacerlo, proceder después a la descontaminación de las manos.

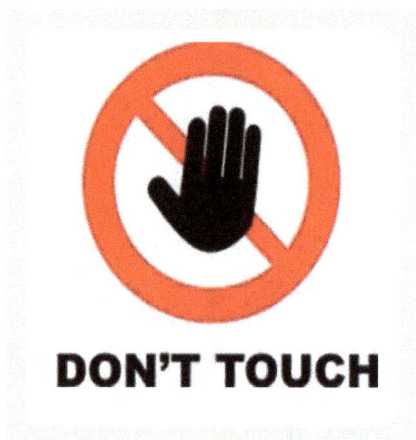

DON'T TOUCH

12.1.6 NORMAS DE CIRCULACIÓN POR EL HOSPITAL

No se debe circular con **ropa de quirófano** por las restantes dependencias del Hospital, sobre todo si se va luego a servicios de riesgo, y mucho menos salir a la calle con calzado y ropa de quirófano.

Es cierto que un buen cirujano, lo que fundamentalmente debe saber hacer es operar con éxito a sus pacientes, pero si ese paciente se le infecta el resultado de su trabajo se verá empañado por la evolución de la salud de ese paciente, siendo negativo el resultado final de su trabajo. Igual ocurre con un ginecólogo, pediatra, intensivista o cualquier otro especialista de cualquier ámbito sanitario. Las medidas deben guardarse siempre, si bien es más arriesgado en lugares donde los pacientes están más graves o con las defensas más bajas.

Si el facultativo trabaja en tareas de administración, obviamente el riesgo de contaminar y ser contaminado es menor, pero no está exento de ello, y debe tener cuidado con la tos, los estornudos, saludar estrechando las manos, no quiere decir que se evite, ya que además a veces es inevitable, sino que sepa volver la cara y toser o estornudar debajo del antebrazo, sin poner las manos en la boca ni dejar la expulsión de gotitas al azar. Cuando visiten pacientes, procederán como visitantes, cuidadores o familiares.

12.1. 7 NUEVOS PRODUCTOS Y TECNOLOGÍAS

Utilizar los **nuevos productos y tecnologías** que contribuyan a evitar infecciones, muchas de ellas ya están introducidas en nuestros hospitales ya que han demostrado ser coste-efectivas. Enumeramos algunas de ellas:

- Sistemas de descontaminación con peróxido de hidrógeno vaporizado (VPH) o por nebulización.

- Lámparas ultravioleta para desinfección de habitaciones.

- Descontaminantes ambientales en spray con compuestos de amonios cuaternarios para superficies y ambiente.

- Toallitas con soluciones descontaminantes para el entorno del paciente, por ejemplo para incubadoras.

- Toallitas impregnadas con soluciones desinfectantes en monodosis.

- Jabones con compuestos bactericidas.

- Protectores para cuñas.

- Todo tipo de compuestos de clorhexidinas, con o sin aplicador.

- Teclados de ordenadores y ratones sumergibles en soluciones descontaminantes.

- Esterilizadores y equipos de reprocesamiento de endoscopios, etc

Todas las medidas han sido probadas en muchos hospitales y han demostrado su eficacia.

TODO LO QUE SE INVIERTA EN ESTAS TECNOLOGÍAS Y PRODUCTOS MERECE LA PENA EN AHORRO DE INFECCIONES.

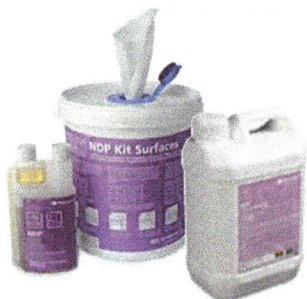

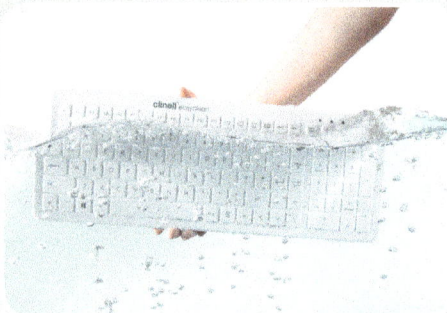

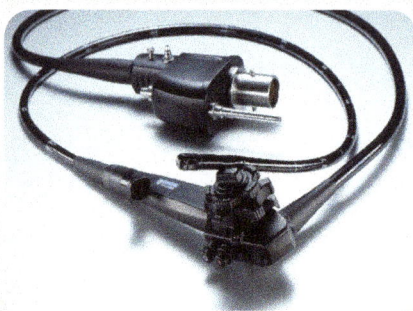

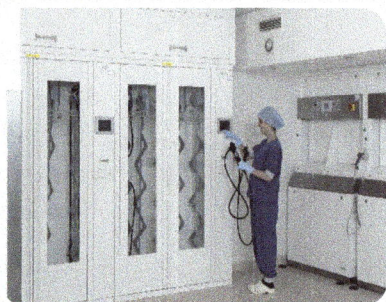

12.1.8 GESTIÓN DE RESIDUOS

Es importante que el médico de cualquier área asistencial conozca y se implique en la **correcta gestión de residuos** por el riesgo que conlleva, utilizar cada cada contenedor o bolsa tiene unas características especiales para la eliminación de los residuos. Se consideran los residuos contaminados con sangre, fluidos orgánicos, secreciones y excreciones como desechos clínicos. Los tejidos orgánicos y los desechos de laboratorio resultantes de procesar muestras se consideran también residuos

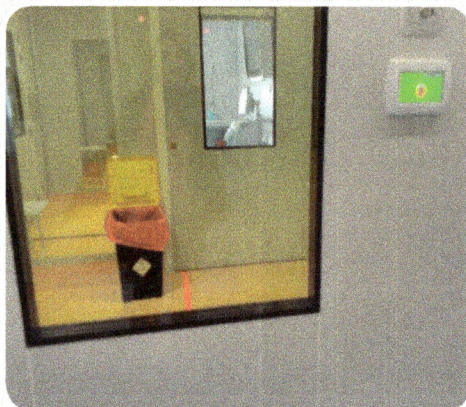

Zona de aislamiento en el hospital central de la defensa

clínicos. El médico puede y debe pedir asesoramiento de los protocolos de gestión de residuos del hospital.

12.1.9 MANEJO DE PRUEBAS INVASIVAS

Es fundamental que el facultativo que realice pruebas diagnósticas y/o tera-péuticas invasivas extreme las medidas de prevención de la infección, velando por el manejo y preparación adecuada del aparataje. Endoscopias digestivas (colonoscopias, gastroscopias, duodenoscopias), respiratorias (broncoscopias), urinarias, etc. Cada vez se plantea más sustituir la desinfección de alto nivel por la esterilización del material en algunos casos, por ejemplo en los duodenoscopios, ya que pueden quedar gérmenes en sus extremos.

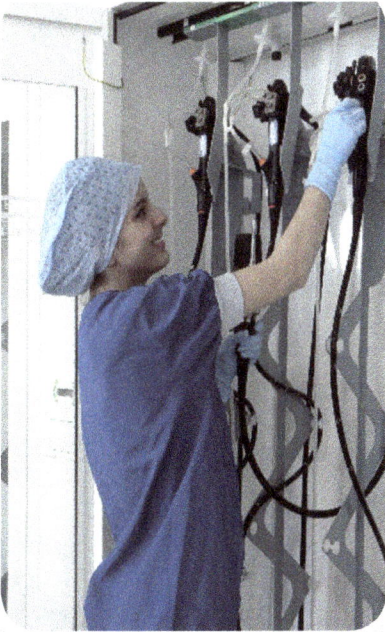

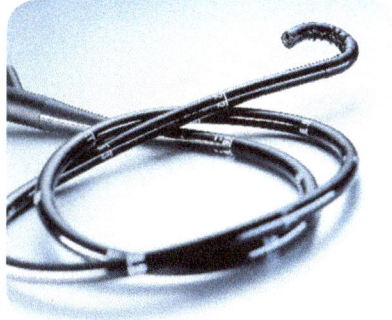

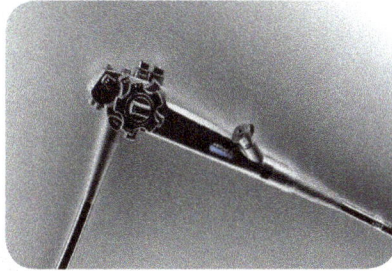

12.1.10 PROYECTOS ZERO

En los últimos años, diferentes Sociedades Científicas de especialidades como UCI o Medicina Preventiva y Salud Pública, han desarrollado proyectos específicos para las infecciones asociadas a dispositivos especiales como son los **Proyectos Zero**. Su abordaje preventivo se basa en la aplicación de determinados paquetes, de medidas llamados "care bundle", que puede traducirse como "conjunto o paquete de medidas para el cuidado de la salud. En la actualidad, se dispone de:

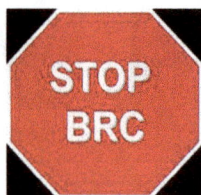

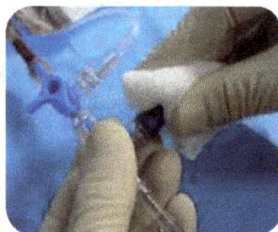

- Bacteriemia Zero para prevenir la bacteriemia asociada a catéter vascular en UCI

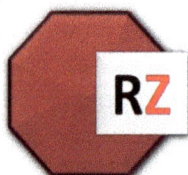

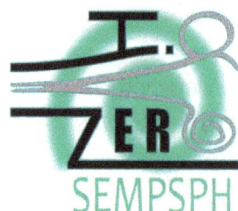

- Neumonía Zero para la prevención de Neumonía asociada a ventilación mecánica en UCI

- Resistencia Zero para el uso apropiado de antibióticos y la disminución de colonizaciones e infecciones por Bacterias Resistentes en UCI

- Infección Quirúrgica Zero para prevenir las Infecciones en Cirugía

- Flebitis Zero para prevención de flebitis, y en el que tiene un importante liderazgo el personal de enfermería

- Sepsis Zero

En todos ellos se vuelven a repetir medidas como la higiene de manos, descontaminación de la piel y uso de medidas de barrera.

Los *check–list* de seguridad del paciente, asociados a estos proyectos, muestran resultados muy esperanzadores en la reducción de las infecciones relacionadas con la atención sanitaria.

En todas estas medidas, y ante las dudas que puedan surgir a los médicos, se debe consultar a los expertos en prevención de la infección que son los especialistas en Medicina Preventiva y Salud Pública. Los médicos podemos hacer mucho para que los centros sanitarios sean aún lugares más seguros.

Inmaculada Salcedo Leal I Mª Jesús Romero Muñoz I Rafael Ruiz Montero I Adrián Hugo Aginagalde

12.1.11 USO ADECUADO DE LOS ANTIMICROBIANOS

Es responsabilidad de cada médico el uso adecuado de antibióticos, siguiendo las recomendaciones de las guías de los mismos vigentes en los hospitales y en la evidencia científica. Si quiere ser asesorado en casos complejos, puede consultar a los facultativos de enfermedades infecciosas.

12.2. ¿QUÉ HACE UNA ENFERMERA PARA PROTEGERME DE LAS INFECCIONES?

Para introducir este tema, comenzaremos con la definición de "¿qué es ser enfermera?" y una pequeña reseña histórica. Por descontado, nos referimos a enfermeros y enfermeras.

Según la definición del Consejo Internacional de Enfermería:

"La enfermería tradicional abarca los cuidados autónomos y en colaboración, que se prestan a las personas de todas las edades, familias, grupos y comunidades, enfermos o sanos en todos los contextos, e incluyen la de la salud, la prevención de la enfermedad, y los cuidados de los enfermos, discapacitados y personas moribundas. Las funciones esenciales de la enfermería son la defensa, el fomento de un entorno seguro, la investigación, la participación en la política de salud y en la gestión de los pacientes y los sistemas de salud, y la formación"

Si nos remontamos a 1863, Florence Nightingale, considerada la madre de la enfermería moderna, como vimos en los primeros capítulos, orientó los cuidados de enfermería al control del ambiente para facilitar la recuperación de los enfermos. Pudo demostrar que el hacinamiento y las enfermedades contagiosas podían relacionarse con la elevada mortalidad de los soldados en la guerra de Crimea y así apoyar una mejora de las prácticas de higiene. Gracias a sus intervenciones, la mortalidad de los soldados disminuyó de un 42% a un 2%.

Como podemos ver desde los inicios de la enfermería profesional y en su definición, la enfermería tiene una responsabilidad y un papel fundamental en la prevención de enfermedades y en la intervención sobre el medio que rodea a los pacientes para que sea seguro y saludable

Actualmente, en todas las organizaciones sanitarias existen equipos constituidos por diferentes profesionales para la vigilancia y control de las infecciones relacionadas con la asistencia sanitaria. En estos equipos se integran enfermeras y enfermeros con las competencias necesarias, que les capacitan para el desarrollo de sus funciones y les convierte en piezas claves para programas de prevención de bacteriemias, neumonías o propagación de microorganismos multi-resistentes, higiene de manos, etc. Son referentes en la vigilancia de pacientes en riesgo de infección, y en la implantación de todos aquellos cuidados de enfermería que disminuyan o minimice dicho riesgo.

Pero, independientemente de estas definiciones y de estas enfermeras de vigilancia y control de Infecciones Relacionadas con la Asistencia Sanitaria (IRAS), el lector puede seguir preguntándose, ¿qué hacen las enfermeras para protegerme de las infecciones?. La pregunta es tan amplia porque amplio es el ámbito de actuación de la enfermería, que no creemos poder plasmar en tan poco espacio todas las intervenciones enfermeras cuyo objetivo es la prevención de infecciones.

El personal de enfermería debe cumplir las medidas de prevención universal, anteriormente descritas, como todos los profesionales. También es responsable de lo que llamamos "educación sanitaria", enseñar a los pacientes y a sus cuidadores la importancia de estas medidas y concienciarlos para obtener su ayuda y colaboración.

Es importante sumar los esfuerzos de todos los actores de esta película cuyo título bien pudiera ser "stop infecciones".

Los profesionales de enfermería tienen un papel muy importante en la prevención de infecciones que se relacionan con cuidados sanitarios. Las intervenciones, realizadas con un criterio y un conocimiento clínico, a favor de un paciente convierten a la enfermera en pieza fundamental para que con sus cuidados sean garantía de seguridad para el paciente y disminuya el riesgo de adquirir una infección.

Son muchas las actividades enfermeras cuyo objetivo es el control de infecciones o la protección de estas.

- Los cuidados de las heridas
- Los cuidados de drenajes
- Cuidados del sitio de la incisión quirúrgica
- Cuidados de catéteres (centrales, periféricos, umbilicales, etc.)
- Manejo de la ventilación mecánica y de la vía aérea
- Mantenimiento de dispositivos de acceso venoso
- Precauciones para evitar la aspiración
- Preparación pre-quirúrgica
- Cuidados de sondas vesicales
- Contribución al mantenimiento ambiental, etc, etc.

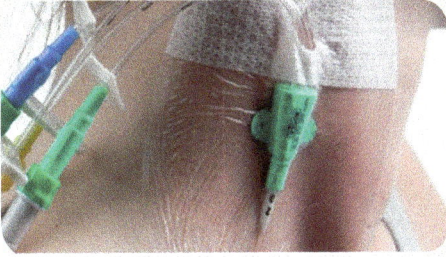

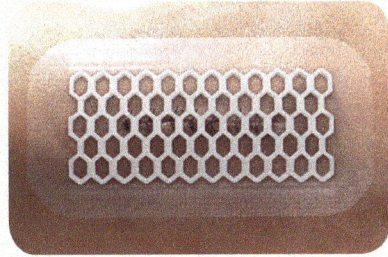

Para llevar a cabo estos cuidados, deben extremar el cumplimiento de las medidas descritas anteriormente para facultativos, debemos tener en cuenta que el personal de enfermería es quien más tiempo pasa con el paciente y su responsabilidad es muy elevada.

Todos estos cuidados contribuyen a reducir infecciones como las bacteriemias asociadas a catéteres, infecciones urinarias asociadas a sondaje, neumonía asociada a ventilación mecánica, infección quirúrgica, etc. Estas constituyen las IRAS más graves en lugares de riesgo y en pacientes más frágiles. Son dispositivos necesarios pero que actúan como "puertas abiertas" para los microorganismos que provocan las infecciones, su enfermera será una "guardiana permanente" a esta amenaza.

Un 25% de las infecciones nosocomiales son de la herida y lecho quirúrgico según publica la Sociedad Española de Medicina Preventiva y Salud Pública. El manejo de las heridas después de la cirugía merece una mención especial.

Apósito para herida quirúrgica

Para curar las heridas hay que extremar las medidas de higiene de manos, utilizar adecuadamente los apósitos, existen apósitos de todo tipo y sistemas de presión negativa que son un sistema especial sofisticado que incluye un dispositivo de bomba de aspiración p equeñita.

Son de un solo uso y de fácil manejo y tienen todas las ventajas de un **sistema de terapia de presión negativa. En heridas de alto riesgo estarían indicados también en quemaduras y grandes escaras**. La ventaja adicional es su uso en domicilio, pues habría que cambiarlos en una media de 7 días, con lo cual sustituyen a las curas diarias.

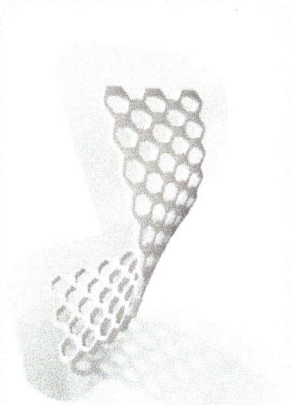

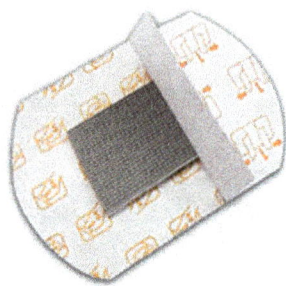

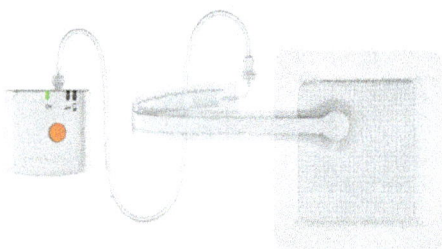

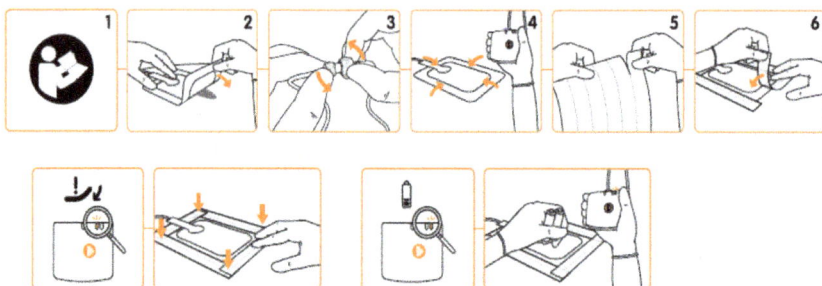

Colocación de terapia de presión negativa para heridas quirúrgicas

Otras soluciones son apósitos de plata nanocristalina, con demostrada acción preventiva de infecciones

Apunte adicional para profesionales de enfermería

Si eres personal de enfermería y quieres profundizar en estos temas te recomiendo consultes las taxonomías NANDA, NIC, NOC.

NANDA: *North American Nursing Diagnosis Association*

NIC. *Nursing Interventions Classification*

NOC *Nursing Outcomes Classification*. Es una estandarización del lenguaje de los cuidados enfermeros asociados a los problemas que la enfermera de manera autónoma es capaz de identificar, intervenir y medir.

Son estos tres elementos (NANDA-NIC-NOC) los que componen el lenguaje estandarizado de la enfermería (LEE). La unificación del lenguaje empleado, a la hora de identificar y registrar los juicios y actuaciones de las enfermeras, es un aspecto relevante en la asistencia clínica de la enfermería, además de la valoración y el seguimiento de los cuidados.

Inmaculada Salcedo Leal I Mª Jesús Romero Muñoz I Rafael Ruiz Montero I Adrián Hugo Aginagalde

En el ámbito de Atención Primaria, en las consultas de enfermería de niños sanos, son enfermeras las que hacen el seguimiento de los primeros meses de vida de los niños y son enfermeras las que llevan los programas de vacunación. La vacunación es el eje clave para la prevención de las enfermedades infecciosas, y sus programas –que cada día se van actualizando– constituyen uno de los pilares fundamentales de la prevención en salud pública

También me gustaría destacar la labor de las enfermeras en los programas de salud escolar así como en la promoción de hábitos de vida saludable, prevención de enfermedades de transmisión sexual, etc.

12.3 ¿QUÉ HACE UN/UNA AUXILIAR DE ENFERMERÍA PARA PROTEGERME DE LAS INFECCIONES?

La auxiliar de enfermería, como profesional que se integra en el equipo sanitario de atención directa al paciente, debe cumplir, respetar y enseñar las medidas de prevención estándar ya descritas. Su labor es muy importante en la prevención de la infección.

Colabora junto a la enfermera en los cuidados de todos los dispositivos que se le ponen al paciente. Estos dispositivos son un riesgo desde el punto de vista de la infección, pero sin embargo son necesarios para el paciente (drenajes, vías venosas, catéteres urinarios, etc.).

Hay varios aspectos fundamentales para la prevención de las IRAS en los que las buenas prácticas de las auxiliares de enfermería resultan determinantes:

12.3.1 Limpieza y desinfección de material clínico

Se ha demostrado que el material usado en la práctica clínica puede ser un mecanismo de transmisión cruzada de microorganismos por la capacidad de muchos de ellos de sobrevivir en algunas superficies. Aunque buena parte del material se someta a procesos de esterilización o alta desinfección, hay un principio básico que dice "sin limpieza no puede haber desinfección". Por eso es importante que la auxiliar de enfermería conozca los productos y técnicas de limpieza del material del que es responsable, y realice una limpieza exhaustiva del mismo, Deberá conocer y aplicar los métodos de desinfección que requiera cada material, así como los principios básicos de la esterilización.

12.3.2 Higiene y aseo de pacientes

Es importante cuidar, enseñar y/o supervisar la higiene de cada paciente porque en nuestra piel y mucosas (nariz, boca, etc) habitan millones de microorganismos. Estos microorganismos, en buenas condiciones de salud, no suponen ningún riesgo para los pacientes, pero si vamos a someternos a una cirugía o prueba invasiva, estamos ingresados en una UCI o tenemos las defensas bajas, por ejemplo, son situaciones que pueden suponer un factor de riesgo añadido.

12.3.3 Manejo de fluidos corporales

El manejo de muestras biológicas y sus residuos, se tiene que hacer en condiciones de seguridad para el profesional. Muestras de sangre, orina, esputos, líquidos biológicos, etc se deben manipular siempre con guantes, cuidando que estos guantes no toquen ni a otro paciente ni a otras superficies, y siempre que nos retiremos los guantes se hará una correcta higiene de manos, momento 3 del esquema de los 5 momentos de la Higiene de Manos que marca la Organización Mundial de la Salud.

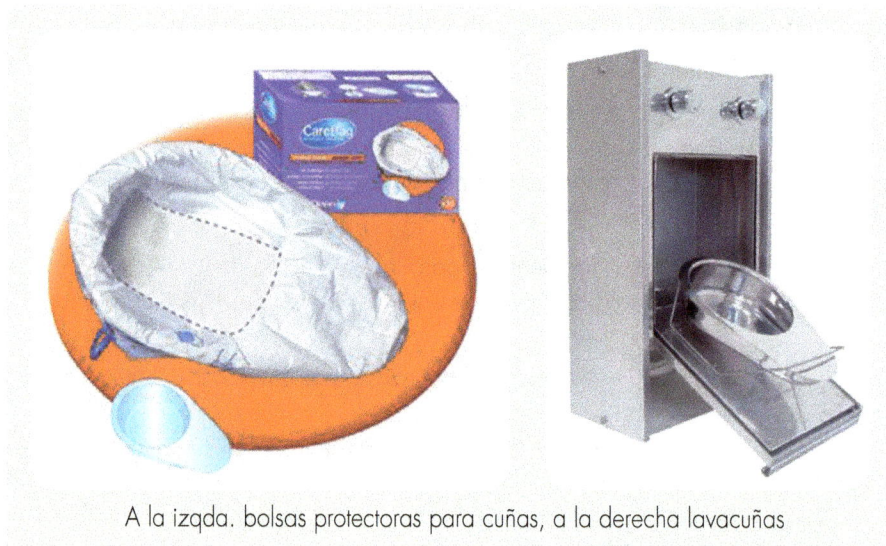

A la izqda. bolsas protectoras para cuñas, a la derecha lavacuñas

Muy importante son también los cuidados que prestan las auxiliares de enfermería en pacientes incontinentes. Son aquellos pacientes que deben llevar pañales, por no controlar la micción ni la defecación. Heces y orina pueden estar contaminadas por microorganismos de los que llamamos "enterobacterias" (que viven en el intestino) y algunas de ellas pueden ser resistentes a determinados antibióticos. El aseo de estos pacientes, el cambio de pañal o bolsa de orina se realizará siempre con guantes y posterior higiene de manos. Los residuos que se generen deben de segregarse de forma adecuada evitando que se conviertan en fuente de infección.

Inmaculada Salcedo Leal I Mª Jesús Romero Muñoz I Rafael Ruiz Montero I Adrián Hugo Aginagalde

12.4 LINKS DE INTERÉS

- http://www.amepreventiva.es/docamep/competencias_enfermera_EPyCI.pdf
- http://vacunasaep.org/profesionales/
- http://apps.who.int/iris/bitstream/10665/250680/1/9789241549882-eng.pdf
- http://www.guiasalud.es/GPC/GPC_541_Terapia_intravenosa_AETSA_compl.pdf
- https://www.seimc.org/contenidos/documentoscientificos/eimc/seimc_eimc_v31n09p614a624.pdf
- https://www.seguridaddelpaciente.es/resources/documentos/2015/PROTOCO-LO_BACTERIEMIA_ZERO.pdf
- http://seeiuc.org/attachments/article/160/protocolo_nzero.pdf
- http://flebitiszero.com/app/formacion/
- http://infeccionquirurgicazero.es/es/
- http://www.sempsph.com/images/stories/recursos/pdf/protocolos/2012/065_antisep2.pdf
- http://www.sempsph.com/es/g-de-trabajo/proyecto-infeccion-quirurgica-zero.html
- http://www.semicyuc.org/temas/calidad/bacteriemia-zero
- http://hws.vhebron.net/formacion-BZero/index.html
- http://www.semicyuc.org/node/941
- http://www.who.int/gpsc/5may/tools/es/
- https://www.seguridaddelpaciente.es/es/proyectos/financiacion-estudios/progra-ma-higiene-manos/

CAPÍTULO 13

CÓMO PUEDE EVITAR LAS INFECCIONES
EL PERSONAL NO SANITARIO

CAPÍTULO 13

CÓMO PUEDE EVITAR LAS INFECCIONES EL PERSONAL NO SANITARIO

Como ya hemos explicado en anteriores capítulos de este libro, el concepto clásico de infección nosocomial ha quedado englobado en un concepto más amplio, el de Infecciones Relacionadas con la Asistencia Sanitaria (IRAS). Este cambio de concepto nos pone sobre la mesa otras realidades asistenciales en las que también existe un riesgo de adquirir una infección en centros de salud, centros socio-sanitarios, centros de estancias diurnas, etc.

Y además este modelo ha facilitado que cada vez se dé más importancia al abordaje de estas infecciones por equipos multidisciplinares, es decir, las infecciones relacionadas con la asistencia no solamente se producen en hospitales, y han dejado de ser un tema que solo incumbe a médicos y enfermeras.

Para gestionar el riesgo que conllevan las IRAS es necesario analizar todos los estamentos implicados y dar información y formación al personal sanitario, no sanitario, familiares, pacientes, etc. Así como sensibilizar en la colaboración activa de todos los agentes intervinientes, profesionales, pacientes y familiares.

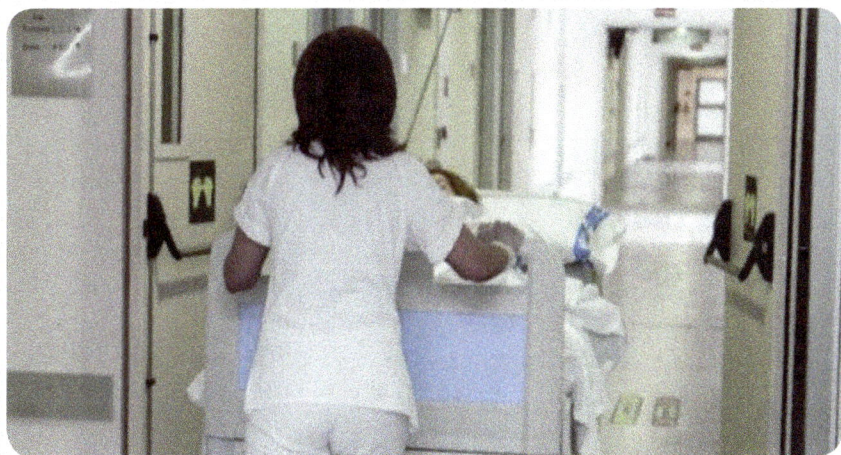

Todos los profesionales no sanitarios de un centro asistencial deben conocer y respetar todas las medidas de precaución universal descritas en el capítulo 5 de este manual. Aunque su entorno de trabajo habitual no sea en contacto directo con el paciente, el hecho de trabajar en un centro asistencial siempre conlleva un riesgo para el profesional, para pacientes y familiares.

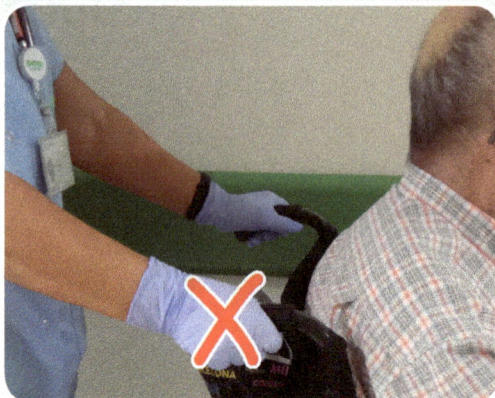

En el traslado de enfermos no se deben utilizar guantes de manera sistemática

13.1 CELADORES

Son profesionales clave para la prevención de IRAS.

Colaboran habitualmente en el aseo de pacientes con el personal de enfermería y, por tanto, deben conocer y cumplir las precauciones en el manejo de fluidos corporales (heces, orina) y dispositivos que porte el paciente y constituyan un riesgo de infección (catéteres urinarios, colectores, catéteres venosos, etc.). Deben tener conocimientos en gestión de residuos y circuitos de ropa sucia.

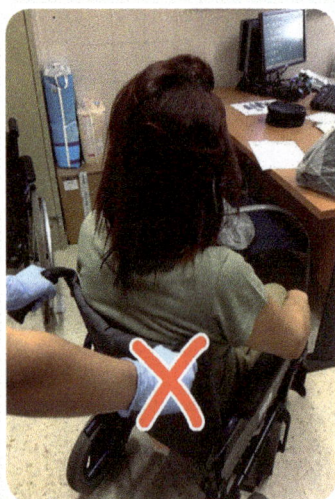

Son los profesionales que en muchas ocasiones manejan muestras biológicas en su transporte al laboratorio para su posterior procesamiento. Deben tomar las medidas necesarias para que dicho trasporte se haga en condiciones que garanticen su seguridad, utilizando contenedores y embalajes apropiados. De esta manera, no deben circular con guantes (salvo en casos excepcionales), y posteriormente a su entrega es aconsejable una correcta higiene de manos.

En el traslado de enfermos en camas, sillas de ruedas, camillas, etc, tampoco se deben utilizar guantes de manera sistemática, porque esta mala costumbre nos crea una fal-

Inmaculada Salcedo Leal | Mª Jesús Romero Muñoz | Rafael Ruiz Montero | Adrián Hugo Aginagalde

sa sensación de protección, y con frecuencia son la causa del incumplimiento de una indicación de higiene de manos, e incluso se llega a utilizar el mismo guante para varios pacientes, y se van contaminando todas las superficies que se tocan (pomos de puertas, botones de ascensores, documentos que se portan con el paciente, etc). Es una práctica que favorece peligrosamente las trasmisiones cruzadas de microorganismos

13.2 EL PERSONAL DE MANTENIMIENTO

De los centros sanitarios, como albañiles, fontaneros, electricistas, etc. No tienen contacto directo con el paciente, pero ante una avería en zonas críticas, como pueden ser cámaras de aislamiento, quirófanos, UCIs, etc., deben conocer y respetar normas de circulación y demás precauciones. Especial mención merecen los profesionales no sanitarios como ingenieros o arquitectos que controlan y vigilan el medio ambiente sanitario en aspectos claves de bioseguridad, como obras y reformas, climatización, presiones, temperaturas, etc.

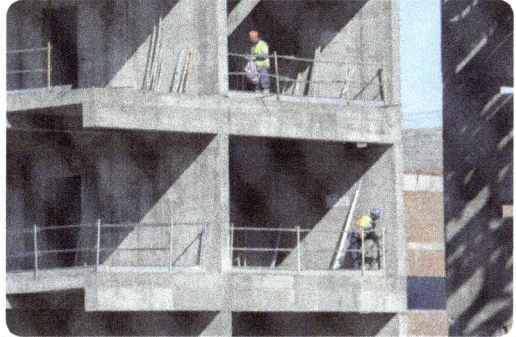

13.3 EL PERSONAL DE LAVANDERÍA

Habitualmente no tiene contacto con los pacientes, pero sí es importante que conozca y aplique las medidas de prevención con la utilización de los equipos de protección individual, para protegerse de posibles infecciones. También es fundamental que conozcan y apliquen las medidas necesarias de limpieza y desinfección de la ropa que manejan (sábanas, almohadones, toallas, pijamas, etc)

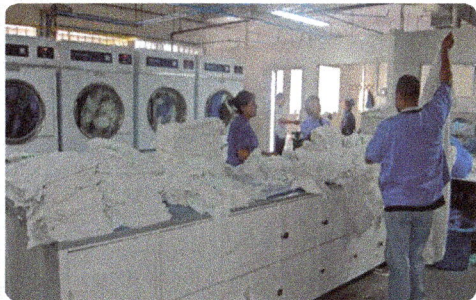

13.4 EL PERSONAL DE COCINA

Tiene un especial riesgo de ser el origen de una infección de tipo alimentario si no cumplen las normas de limpieza y conservación de alimentos. El aseo personal, que incluye una meticulosa higiene de manos, la limpieza y desinfección de encimeras, cuchillos, tablas de cortar, etc, así como la adecuada conservación y manejo de alimentos; son los pilares fundamentales para la prevención de toxiinfecciones alimentarias.

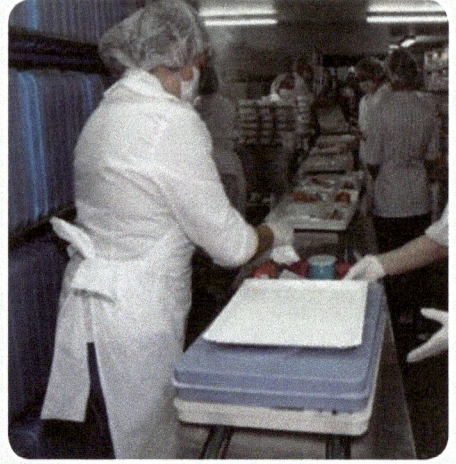

Los alimentos pueden contaminarse de manera directa o por contaminación cruzada, durante el crecimiento y cultivo (hortalizas), recolección (leche) o faenado (carne). Se puede producir una contaminación adicional durante la manipulación post-cosecha, transporte, elaboración y manipulación no higiénica de alimentos durante su preparación. Entre los factores de riesgo para que se produzca una contaminación alimentaria, cabe el control inadecuado de los parámetros de procesamiento (p. ej., temperatura de cocción, valor del pH, y almacenamiento a altas temperaturas que permiten el crecimiento de bacterias).

13.5 PROFESORADO DEL AULA HOSPITALARIA

Como cualquier profesional del hospital debe conocer y cumplir las medidas de prevención universal, pero habría que destacar el potencial que tienen estos profesionales para concienciar y educar a los niños a los que atienden en prácticas higiénicas sencillas (lavado de manos, higiene de la tos, etc)

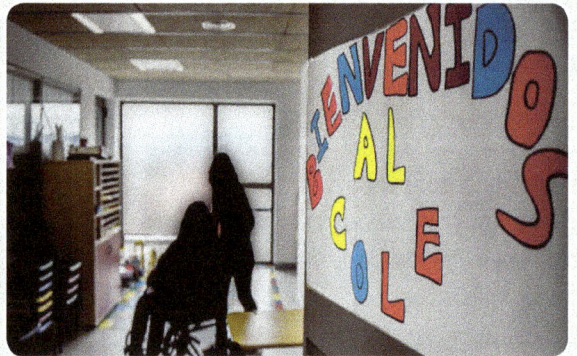

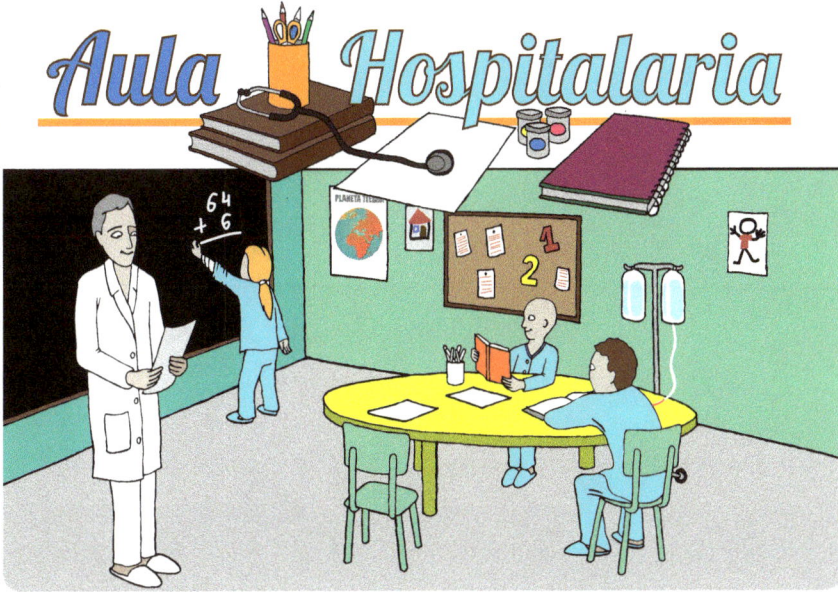

En colaboración con grupos de voluntarios y animadores, cada vez son más las iniciativas de estos profesionales encaminadas hacia la promoción de hábitos higiénicos, que los niños adquieren en su estancia hospitalaria y que probablemente no olvidarán. El ejemplo de este colectivo es fundamental para los pacientes infantiles.

13.6 BIBLIOGRAFIA

- https://www.juntadeandalucia.es/servicioandaluzdesalud/hrs3/fileadmin/user_upload/area_medica/medicina_preventiva/poe_aislamiento_0415.pdf

- http://www.cdc.gov/mmwr/preview/mmwrhtml/rr5210a1.htm

- http://www.sempsph.com/es/

- Guidelines for Environmental Infection Control in Health-Care Facilities. *Recommendations of CDC and the Healthcare Infection Control Practices*. U.S. Department of Health and Human Services Atlanta, GA 30333(2003) Internet. Disponible en:http://www.cdc.gov/mmwr/preview/mmwrhtml/rr5210a1.htm. 2013

- Recomendaciones para la Verificación de la Bioseguridad Ambiental (BSA) *respecto a Hongos Oportunistas*. Grupo de trabajo de la Sociedad Española de Medicina Preventiva, Salud Pública e Higiene y el INSALUD. Madrid, 20 de marzo del 2000. Internet. Disponible en: http://www.sempsph.com/es/. 2013

CAPÍTULO 14

¿QUÉ HACE EL PERSONAL DE LIMPIEZA PARA
PROTEGERME DE LAS INFECCIONES?

CAPÍTULO 14

¿QUÉ HACE EL PERSONAL DE LIMPIEZA PARA PROTEGERME DE LAS INFECCIONES?

El medio ambiente sanitario puede actuar como un reservorio de microorganismos que causan infecciones relacionadas con la asistencia sanitaria (IRAS). La influencia que tiene una correcta limpieza y desinfección en la prevención de IRAS, es objeto de muchos estudios, y se estima que el 20% de las infecciones tienen un origen ambiental, como hemos comentado en el capítulo 7.

Se define **Limpieza** como el proceso de separación, por medios mecánicos y/o físicos, de la suciedad depositada en las superficies inertes que constituyen un soporte físico y nutritivo de microorganismos. Es un paso previo a la desinfección, por lo que constituye un factor de **importancia prioritaria**, ya que su ejecución incorrecta o defectuosa planteará múltiples problemas, debido a la interferencia sobre la eficacia de cualquier desinfectante de la materia orgánica e inorgánica que se elimina con la limpieza.

Como hemos visto en capítulos anteriores, en los hospitales y centros socio-sanitarios se habla siempre de un término general, "higiene sanitaria", que engloba la higiene personal, la limpieza, la desinfección y la esterilización. La limpieza en estos centros tiene aspectos mucho más técnicos, requiere una formación y un grado de compromiso de los profesionales que la realizan, así como una monitorización de resultados y unos controles de calidad acordes con la complejidad y la relevancia del procedimiento de limpieza y su relación con la prevención de las IRAS.

También es bueno recordar que es obligación de TODOS: pacientes, familiares, profesionales, etc., mantener, contribuir y velar para que el medio ambiente asistencial esté limpio y sea seguro.

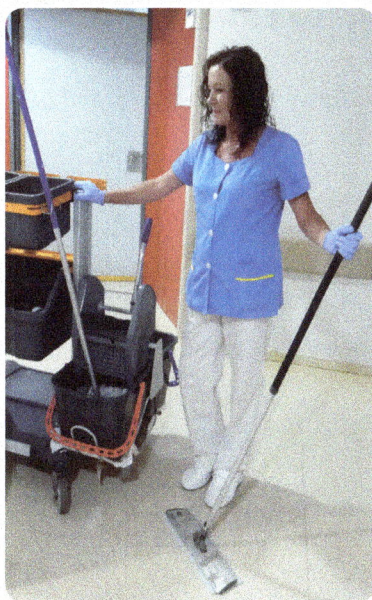

Los protocolos de limpieza de los centros sanitarios están elaborados por expertos (Medicina Preventiva, Control de Infecciones, etc.) e incluyen:

- La periodicidad con la que se debe llevar a cabo la limpieza según las diferentes áreas asistenciales en las que se clasifican los centros.

- Los procedimientos utilizados según la zona o la situación. Metodología de la limpieza y recomendaciones generales

- Materiales y productos a utilizar.

- Monitorización del proceso y controles de calidad

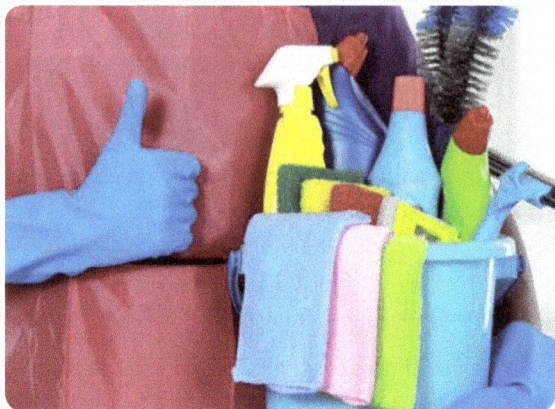

14.1. DETERMINACIÓN DE LAS ZONAS A EFECTOS DE LIMPIEZA

1. **Zonas de muy alto riesgo (zona AA),** se exige una limpieza de máximo alcance para asegurar un nivel óptimo de desinfección y un correcto nivel de higiene. Por ejemplo quirófanos, habitaciones de trasplantes, salas blancas, etc.

2. **Zonas de alto riesgo (zona A)** se exige una limpieza en profundidad y un mantenimiento periódico. Por ejemplo UCI, unidad de Neonatología, unidad de reanimación, etc.

3. **Zonas de medio riesgo (zona B).** Son zonas de estancia de pacientes cuyo riesgo de infección es menor. Por ejemplo habitaciones de pacientes no infecciosos ni inmunodeprimidos, consultas externas y pruebas funcionales, cocina, etc.

4. **Zonas de gestión y apoyo (zona C)**

14.2 PROCEDIMIENTO DE LIMPIEZA

La limpieza es un procedimiento en el que, mediante un detergente y agua, se elimina la suciedad. Tiene cuatro secuencias:

Enjabonado—fricción—aclarado—secado

Los sistemas de limpieza utilizados en centros asistenciales son:

- Bayetas de microfibra de distintos colores, diferenciados según la superficie a limpiar, evitando que se utilicen indistintamente en zonas de mayor riesgo.

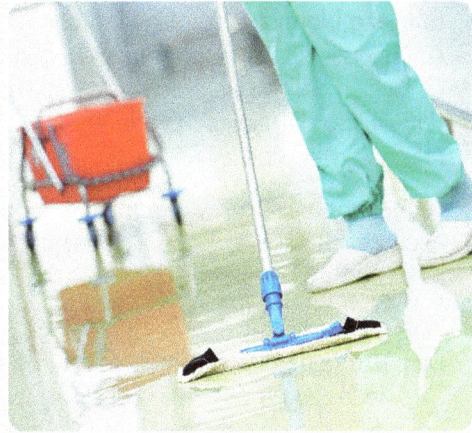

- Sistema de barrido húmedo, que evita que las partículas de polvo y gérmenes recogidas del suelo, vuelvan a suspenderse en el aire que se está limpiando.

- Sistema de doble cubo para el fregado del suelo. Un cubo contiene solución jabonosa y/o desinfectante y el otro, solo agua para el aclarado de la fregona. De esta manera se garantiza la efectividad de la solución desinfectante y se evita la redistribución de la suciedad.

Con el objetivo de no arrastrar la suciedad hacia superficies más limpias, las tareas de limpieza se deberán hacer siempre de la manera siguiente:

- De arriba hacia abajo (superficies verticales como paredes, ventanas, armarios,etc)

- De la zona central de la superficie a limpiar hacia fuera. Siempre con movimientos en forma de zigzag ideal en superficies horizontales, pero en suelos, como la mayoría de salas en hospitales sólo tienen una puerta, en éstas acaba siendo desde el fondo hacia la puerta.

- De la zona más limpia a la más sucia. Se limpiarán primero superficies más limpias y con menos riesgo de ser reservorio de microorganismos, como mobiliario y por último cuarto de baño, especialmente WC.

- Con cubos pequeños y bayetas específicas, empleando colores diferentes según el riesgo.

- Se emplearan materiales de un solo uso si el riesgo de infección lo requiere.

- Todos los materiales reutilizables como bayetas, mopas, cubos, etc. serán limpiados y desinfectados tras su uso.

14.3 TIPOS DE LIMPIEZAS

- **Limpieza Normal o de rutina**: se considera aquella que se realiza diariamente en las distintas áreas, para mantener un grado de limpieza e higiene óptimas. En función del tipo de área asistencial en la que nos encontremos, la frecuencia de este tipo de limpieza puede ser de una, dos o tres veces al día. Las zonas de más riesgo lógicamente tienen mayor frecuencia de limpieza.

- **Limpieza concreta o de mantenimiento**: es aquella que se produce por un hecho eventual o fortuito, que por necesidades específicas, y a fin de mantener una correcta actividad asistencial, inexcusablemente deba realizarse. Por ejemplo después de obras, pintura, etc.

- **Limpieza general o terminal**: es aquella que se realiza periódicamente en función de las zonas de riesgo e incluye todos los elementos de la limpieza de rutina, más todos aquellos fijos o móviles que se puedan desplazar y/o desmontar (techos, paredes, cortinas, luminarias, rejillas de aire acondicionado, etc.).

14.4 PRODUCTOS DE LIMPIEZA Y DESINFECCIÓN

En la práctica sanitaria habitual, resulta difícil establecer una distinción entre limpieza y desinfección. En algunas zonas de los centros asistenciales se suelen considerar sinónimas.

Sin embargo, es necesario considerar la limpieza como un paso previo a la desinfección, por tanto diferenciamos:

Limpieza: Procedimiento físico-químico encaminado a eliminar el material ajeno (contaminante) al objeto que se pretende limpiar.

Desinfección: Procedimiento específicamente destinado a inactivar los microorganismos presentes, SIN suponer necesariamente su eliminación (*removal* en inglés, resulta a veces más claro).

Los productos de limpieza y desinfección que se utilicen deben estar bien identificados, permanentemente supervisados y autorizados por los especialistas del Servicio de Medicina Preventiva o los Técnicos de Salud Ambiental. Los desinfectantes a utilizar deben estar inscritos en el Registro Oficial de Biocidas de la Dirección General de Salud Pública del Ministerio de Sanidad y Consumo, para el uso sanitario, ya que otros están incluidos para otros usos.

Se debe disponer del dossier completo de cada uno de los productos que incluyan las fichas de seguridad así como el número de registro nacional de farmacia. Deben respetarse al máximo las instrucciones de uso dadas por el fabricante.

Inmaculada Salcedo Leal | Mª Jesús Romero Muñoz | Rafael Ruiz Montero | Adrián Hugo Aginagalde

No se recomienda el uso de desinfectantes de alto nivel para desinfectar instrumentos no críticos ni superficies.

No se recomienda la utilización de aldehídos para la desinfección de superficies, dada su toxicidad. Tampoco se deben usar desinfectantes fenólicos en las áreas de pediatría.

En la elección de los detergentes y desinfectantes se han de tener siempre en cuenta:

- La compatibilidad con el material o superficie a desinfectar, para evitar dañarlo.

- Las posibilidades seguras de utilización para el personal , los pacientes y el medio ambiente.

Los productos más usados son:

14.4.1 Detergentes

Serán compatibles con los desinfectantes utilizados, es decir, compuestos no iónicos ó aniónicos (polisorbatos, sulfonatos, sulfatos orgánicos). De hecho, precisamente la compatibilidad de los detergentes aniónicos con biocidas catiónicos, p.ej. Quats, no es mucha. Se deben extremar las condiciones de uso y almacenamiento de estos productos, ya que pueden contaminarse y expandir los microorganismos en el entorno del paciente.

14.4.2 Desinfectantes

Tradicionalmente se vienen utilizando desinfectantes de tipo químico. El CDC describen en su "Guía para la desinfección y esterilización de centros asistenciales" las características que ha de tener un desinfectante ideal:

- Amplio espectro antimicrobiano.

- Acción rápida.

- Activo en presencia de materia orgánica y compatible con jabones y detergentes de uso común.

- Toxicidad nula para los profesionales y pacientes.

- Compatibilidad con variedad de superficies.

- Efecto residual mediante la creación de una película protectora sobre las superficies tratadas.

- Fácil uso y con indicaciones claras establecidas por el fabricante.
- Inodoro o de olor agradable para el uso rutinario.
- Bajo coste.
- Soluble en agua.
- Estable en estado concentrado y en dilución.
- Buenas propiedades de limpieza.
- Ecológico: no debe dañar el medioambiente ni generar residuos tóxicos.

Los productos comúnmente empleados en los centros hospitalarios no consiguen aunar todas las características descritas del desinfectante ideal, pero muchos de ellos se aproximan bastante y están plenamente integrados en los procesos de desinfección. Los más utilizados son:

- Compuestos clorados. Hipoclorito sódico (lejía) al 0,5% - 1% (5000-10.000 ppm)
- Alcohol y derivados del alcohol
- Derivados fenólicos
- Aminas terciarias
- Peróxido de hidrógeno.
- Ácido peracético.
- Compuestos de amonios cuaternarios

En los hospitales y según la zona de riesgo a limpiar, se utilizarán los productos que garanticen las condiciones necesarias exigidas. Los materiales que se usan

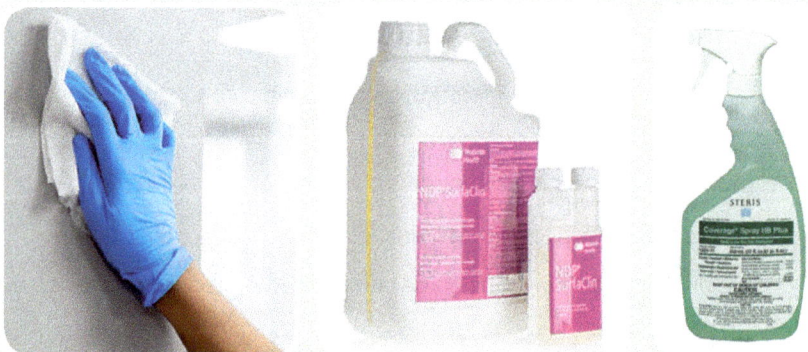

Inmaculada Salcedo Leal | Mª Jesús Romero Muñoz | Rafael Ruiz Montero | Adrián Hugo Aginagalde

en cada zona, entorno del paciente: mesas, incubadoras, etc. o bien son de un solo uso o serán sometidos a procesos de desinfección específicos. Los materiales utilizados en la limpieza de habitaciones de aislamientos de pacientes infecciosos serán desechables y exclusivos para el aislamiento.

El personal de limpieza debe conocer y respetar las medidas de prevención universales.

Para completar la limpieza habitual, es muy útil el uso de toallitas impregnadas en biocidas, capaces de desinfectar la superficie que rodea al entorno del paciente en pocos segundos. Elimina el hecho de restregar la superficie de las bayetas con restos de contaminación por el mobiliario y volver a ensuciarlo con lo mismo que se intenta limpiar.

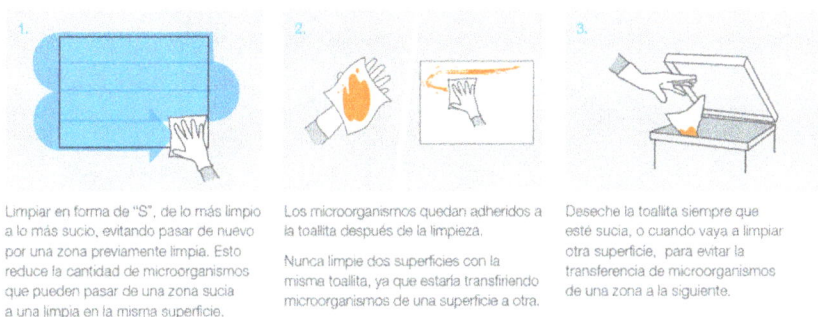

Limpiar en forma de "S", de lo más limpio a lo más sucio, evitando pasar de nuevo por una zona previamente limpia. Esto reduce la cantidad de microorganismos que pueden pasar de una zona sucia a una limpia en la misma superficie.

Los microorganismos quedan adheridos a la toallita después de la limpieza.

Nunca limpie dos superficies con la misma toallita, ya que estaría transfiriendo microorganismos de una superficie a otra.

Deseche la toallita siempre que esté sucia, o cuando vaya a limpiar otra superficie, para evitar la transferencia de microorganismos de una zona a la siguiente.

14.5 CONTROL DE CALIDAD DE LA LIMPIEZA

En la última década se han desarrollado nuevas metodologías de desinfección en el ámbito hospitalario, como se explica en el capítulo 7 de este libro.

La principal ventaja de los métodos que emplean dispositivos automatizados (luces UV de mercurio y xenón, peróxido de hidrógeno vaporizado y ozono, etc.), es que eliminan el error asociado al factor humano al que están supeditados los métodos de desinfección y limpieza tradicionales de carácter manual. Aunque son métodos de eficacia probada, los expertos recomiendan que se utilicen de forma complementaria a los métodos químicos tradicionales, nunca de forma sustitutiva. **Se ha demostrado que la combinación de los métodos manuales tradicionales y los métodos automatizados, consiguen una limpieza y desinfección mucho más efectiva, de carácter preventivo y una mejora potencial en el control de las IRAS.**

Es fundamental que el personal de limpieza sea consciente de su papel en la prevención de las IRAS y de su contribución en entornos seguros, tanto para pacientes como para profesionales y cuidadores del medio ambiente asistencial. La formación de estos profesionales como agentes de prevención con repercusión directa en la salud de las personas, hará posible un cambio de cultura esencial; el de limpieza estética o correctiva, a limpieza preventiva.

Los Controles de Calidad de los servicios de limpieza de los centros asistenciales cada vez son más rigurosos y se van apoyando en el uso de nuevas tecnologías.

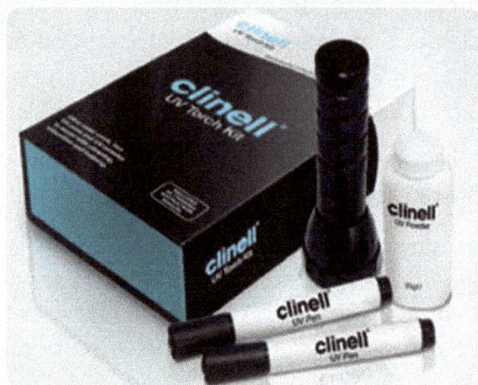

Existen software que permiten planificar y supervisar las tareas de limpieza y que integran registros de calidad de los servicios, control de altas, control de quirófanos, control de aseos, listados de verificación, encuestas de satisfacción, etc. También permite su funcionamiento desde una APP móvil.

Los controles de calidad se completan con la inspección visual y con los controles microbiológicos.

La inspección visual en zonas críticas se realiza por medio de una técnica de luminiscencia. Se basa en la medición de **la bioluminiscencia** de ATP y AMP con la ayuda de una reacción de cadena de enzimas, cuyo principio se conocieron en la naturaleza (iluminación de las luciérnagas). Si la limpieza y desinfección es deficiente y quedan restos de materia orgánica, se ilumina. Esta función no se suele realizar por el personal de la limpieza sino por el personal de medicina preventiva en los casos en los que se emplea.

TABLA DE INTERPRETACIÓN DE RESULTADOS	
ÁREAS SUBCRÍTICAS	
Desinfección correcta u optima	0-25 UFC /placa
Desinfección débil o tolerables	26-50 UFC /placa
Desinfección defectuosa o no tolerable	+50 UFC /placa
ÁREAS NO CRÍTICAS	
Desinfección correcta u optima	1-50 UFC /placa
Desinfección débil o tolerables	50-100 UFC /placa
Desinfección defectuosa o no tolerable	+100 UFC /placa

Inmaculada Salcedo Leal I Mª Jesús Romero Muñoz I Rafael Ruiz Montero I Adrián Hugo Aginagalde

Los controles microbiológicos que se llevan a cabo como controles de calidad de bioseguridad ambiental en los centros asistenciales son fundamentalmente:

Controles de superficies; se efectúan mediante placas de contacto (Placas de Rodac) que contienen un medio de cultivo solidificado Gel de Agar. La toma de muestra se realiza colocando la placa sobre la superficie a investigar y presionando un instante Las placas absorbe como un cliché fotográfico los contaminantes biológicos. Después de 48 horas de incubación a 36ºC, se estudia el crecimiento microbiológico que se miden en Unidades Formadoras de Colonias (UFC) de gérmenes por unidades de superficie. Con la aplicación de estos controles preventivos se evitan posteriores problemas más graves.

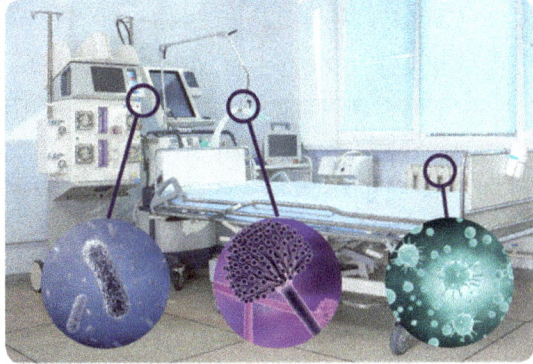

Control bacteriológico ambiental: de los posibles contaminantes biológicos ambientales (en el aire), se realiza mediante un recolector, el cual proyecta una cantidad determinada de aire sobre una cinta de plástico portadora de un medio de cultivo adecuado (bandas de Agar gelosa). De esta manera, las partículas y los microorganismos aerotransportados pueden adherirse al medio de cultivo y posibilitar su identificación y recuento. También se puede realizar con placas de Petri o Rodac.

14.6 BIBLIOGRAFÍA

- Gebel et al.: The role of surface disinfection in infection prevention.Die Rolle der Flächendesinfektion in der Infektionsprävention. GMS Hygiene and Infection Control 2013, Vol. 8(1), ISSN 2196-5226

- Antares Consulting. «Higiene Hospitalaria: retos y perspectivas de la limpieza y desinfección en la calidad asistencial y seguridad del paciente». Madrid, 2015. ISBN: 978-84-608-2475-6.

- Evidence that contaminated surfaces contribute to the transmission of hospital pathogens and an overview of strategies to address contaminated surfaces in hospital settings. Otter Jonathan APh, Saber Yezli PhD et al. American Journal of Infection Control 41 (2013) S6-S11

- Rutala, W.A.; Werber, D.J. The benefits of surface disinfection. American Journal Infection Control, v.32, p. 226-231, 2004.

- SAMPLE, M.L.; GRAVEL, D.; OXLEY, C.; BALDWIN, T.; GARBER, G.; RAMOTAR, K. An Outbreak of Vanconycin

- ASSAD, C.; COSTA, G. Manual Técnico de Limpieza e Desinfección de Superficies Hospitalares e Manejo de Resíduos. Rio de Janeiro: IBAM/CONLURB, 2010. 28 p. Disponible en: . Acesso en: janeiro 2009.

- Basso M, Abreu ES. Limpieza, desinfección de artigos e áreas hospitalares e antissepsia. 2 ed. Son Paulo: APECIH – Associação Paulista de Estude los e Control de Infecciones Hospitalar, 2004. p.18-33.

www.ilvo.es/noticias/67_fregado-con-doble-cubo-mayor-higienizacion.html

www.youtube.com/watch?v=4OZt1SzGXQU

https://www.msssi.gob.es/ciudadanos/productos.do?metodo=realizarDetalle

CAPÍTULO 15

NORMAS Y MEDIDAS DE BUENAS PRÁCTICAS
DE LOS FAMILIARES, VISITANTES DEL HOSPITAL Y
ACOMPAÑANTES DE LOS PACIENTES

CAPÍTULO 15

NORMAS Y MEDIDAS DE BUENAS PRÁCTICAS DE LOS FAMILIARES, VISITANTES DEL HOSPITAL Y ACOMPAÑANTES DE LOS PACIENTES

15.1 ASPECTOS GENERALES DE LAS VISITAS

Cuando tenemos un familiar o un conocido, ingresado en un Hospital, y vamos a visitarlo, tenemos que tener en cuenta una serie de normas y cuestiones.

En primer lugar, hay dos situaciones diferentes, una persona que se encuentra ingresada por una intervención quirúrgica, parto, o cualquier otra situación que no entrañe una especial gravedad, y la otra en la que el paciente está en aislamiento, en la UCI, se encuentra inmunodeprimido (defensas bajas) o tiene un malestar especial.

Tenemos que pensar en el resto de pacientes, que también tienen sus familiares y conocidos, y es normal que compartan la habitación con el nuestro. Es muy común que los familiares coincidan en el horario de visitas y se formen grupos numerosos de personas en una habitación.

El ingreso en el Hospital provoca una pérdida de intimidad, el paciente se encuentra en un lugar extraño fuera de su entorno y se siente mal, varias visitas simultáneas provocan falta de asientos y se ocupa la cama del paciente, en detrimento de su comodidad, etc. Además, por el trasiego de muchas personas sin control, se producen hurtos, deterioro de mobiliario del hospital, ruidos, molestias, etc.

La tranquilidad y el descanso son importantes para la recuperación del paciente. Sin privar al paciente de las visitas, cuyo valor es importante incluso desde el punto de vista de su evolución, mantener el orden, hará que su estancia sea más agradable.

Recibir y realizar visitas es un derecho e incluso una necesidad de los ciudadanos pero por otro lado hay que garantizar el descanso, la tranquilidad necesaria, la seguridad, la intimidad y el confort del paciente, así como el normal desarrollo de la atención sanitaria.

El paciente que está ingresado y se encuentra medianamente bien, al recibir visitas se anima, le ayudan a olvidarse un poco de la enfermedad e incluso sirven de apoyo y ayuda a otros pacientes y familiares.

Pero también el paciente ingresado tiene riesgo de infecciones, y una habitación ocupada por un número excesivo de visitantes aumenta el riesgo de que ocurran. Si al visitar a un paciente, tomamos una serie de medidas como descontaminarnos las manos antes y después de salir de la habitación, no tocar los enseres indiscriminadamente, evitar toser o estornudar al aire, etc. podemos evitar esas infecciones.

Conviene evitar que los niños acudan al hospital, al menos por debajo de 12 años, salvo en el área pediátrica y en pacientes de bajo riesgo.

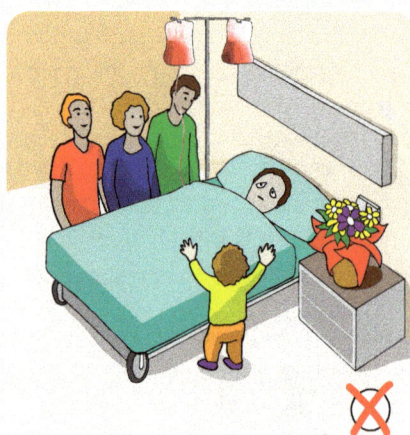

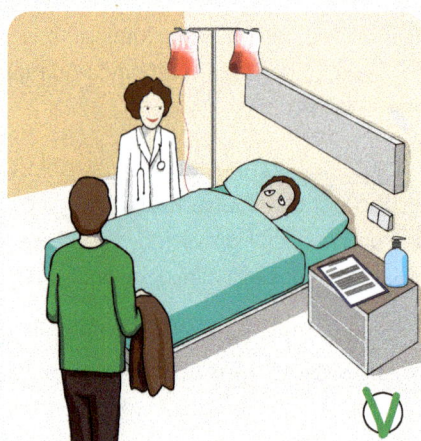

Visita no recomendada al enfermo   Visita correcta al enfermo

15.2 ¿CÓMO AFECTAN LAS VISITAS AL RIESGO DE INFECCIÓN?

Entre los programas de la OMS destaca el que se refiere a las infecciones, **"una atención limpia es una atención segura"** y nos advierte que el tratamiento y la atención de cientos de millones de pacientes en todo el mundo se complica a causa de infecciones contraídas durante la asistencia sanitaria. Como consecuencia, algunas personas se enferman más gravemente que si no se hubieran infectado.

En el paciente ingresado, la fuente de infección puede ser las manos de los profesionales sanitarios pero también las de sus cuidadores, familiares y visitantes, entre otras causas que hemos comentado a lo largo de este libro.

 Inmaculada Salcedo Leal | Mª Jesús Romero Muñoz | Rafael Ruiz Montero | Adrián Hugo Aginagalde

Debido a estas circunstancias, debemos ser lo suficientemente respetuosos para guardar el equilibrio entre visitar los pacientes y evitar situaciones que propaguen infecciones y les perjudiquen.

Por descontado, se prohíbe terminantemente fumar en el hospital y su entorno, incluidas las terrazas y no se deben traer comidas al paciente.

Se debe hablar en voz baja para no molestar al resto de pacientes y familiares.

Los residuos deben ser eliminados según el protocolo del hospital.

15.2.1 Mención especial merecen los pacientes en situación de aislamiento

En el capítulo 5 vimos las medidas de aislamiento para prevenir las infecciones. Recordamos ahora como afecta esta situación a las visitas de los pacientes.

Aislamiento

Las precauciones de aislamiento crean barreras que ayudan a prevenir la propagación de gérmenes en el hospital. Son necesarias para proteger al familiar y al paciente que está visitando. Las precauciones también se necesitan para proteger a otros pacientes en el hospital.

Cualquiera que visite a un paciente de hospital en el que aparezca un cartel o señal de aislamiento en la parte externa de la puerta de su habitación, debe abstenerse de entrar a la habitación. Si se trata de un familiar cercano o la persona que va a dar el relevo como cuidador debe preguntar en el puesto de enfermería antes de entrar en la habitación del paciente.

Cuando un paciente se encuentra en aislamiento, las visitas deben ser mínimas y solo las estrictamente necesarias para cuidarlo o dar relevo. Se deben tener en cuenta una serie de medidas:

- Descontaminarse las manos con la solución hidroalcoholica que deberá estar en un lugar cercano de la habitación del paciente. Si no lo está, se le requerirá al personal de la planta.

- Usar una bata desechable, mascarilla (en aislamientos aéreos y de gotas), calzas, y mantener la puerta cerrada.

- Evitar el contacto innecesario con el paciente.

- Si tiene tos o estornudos y no tiene mascarilla, usar pañuelo desechable o poner el antebrazo evitando expulsar gotas al aire.

Es conveniente pasar una toallita impregnada en antiséptico o solución hidroalcohólica al teléfono móvil antes y después de salir de la habitación.

El paciente aislado requiere un orden de visitas más estricto, sobre todo si el aislamiento es protector (ver capítulo 5), ya que es muy vulnerable a las infecciones. Recordamos que el aislamiento protector es el que se aplica a un paciente inmunodeprimido, con las defensas bajas, por ejemplo un paciente de hematología, trasplantado, con una enfermedad inflamatoria con tratamientos inmunosupresores, etc.

Hay que entender situaciones en las que se harán excepciones, una flexibilidad ante situaciones especiales que valorará el personal sanitario a cargo del paciente, por ejemplo no ajustarse al horario de visitas por imposibilidad laboral o personal, las personas mayores, etc.

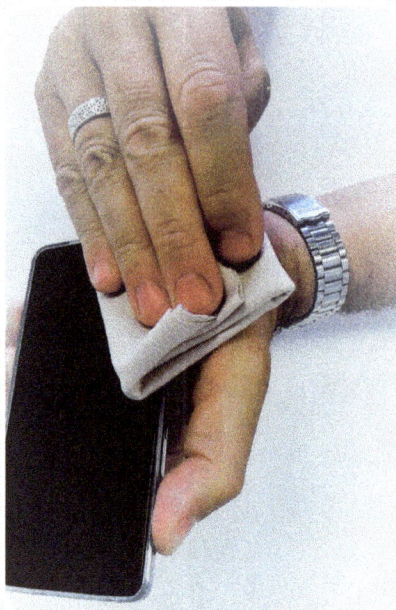

15.2.2 Otras medidas que puede tomar para prevenir infecciones

Estar al corriente de las vacunaciones en niños y adultos, sobre todo si se trata de personas mayores, gripe, neumocococo, herpes o las que le recomiende su médico de familia en el caso del adulto y del pediatra en el caso del niño.

15.2.2.1 Área de pediatría

El niño hospitalizado tiene aún más riesgo en todos los sentidos, en cuanto a su situación de ingreso hospitalario y en cuanto a la infección.

Si estar ingresado rompe totalmente la rutina de la vida en un adulto, imaginemos lo que es para un niño. El personal sanitario intenta hacer lo posible para que los niños se sientan a gusto, su estancia sea lo menos aburrida y que se parezca lo más posible a su vida cotidiana. Incluso se continúa su programa escolar en el hospital a cargo del profesor del aula hospitalaria.

Los niños viven el ingreso de diferente forma según la edad que tengan, También influye su carácter y su madurez. Es decisiva la enfermedad que padezca, no es igual un niño operado de una fractura, que un niño con una leucemia sometido a tratamientos que le provocan estancia más larga y con tratamientos agresivos.

Por todos estos condicionantes, la presencia de los padres es fundamental, los padres le tranquilizan, le aclaran sus miedos y sus dudas y estarán pendiente de sus necesidades. Lo ideal es que se alternen para no acumular familiares en las estancias infantiles.

Si su situación lo permite, y siempre guardando las medidas adecuadas puede ser incluso positivo que le visite algún amigo, sobre todo si son edades adolescentes.

En referencia a la posibilidad de infectarse y trasmitir infecciones a los demás, hay que extremar las medidas de prevención. Especial cuidado deben tener los padres en las unidades de Neonatología, donde el peso de los niños y su situación de inmadurez les hace muy propensos a las infecciones, sobre todo bacteriemias, que son infecciones generalizadas de un bebé generalmente por catéteres o por otras causas, con lo cual el personal sanitario extremará las medidas de higiene y los padres y resto de familiares entrarán a la Unidad con bata desechable, descontaminación de manos y calzas. Las visitas deben ser restringidas por tratarse de una Unidad de alto riesgo, más casi que la UCI Pediátrica.

Siempre aplicar las medidas universales y los padres y resto de la familia, deben ser copartícipes del cumplimiento de las normas e instar a los que no las cumplan a que lo hagan por el bien de todos los niños.

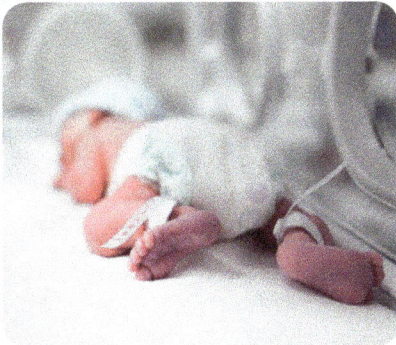

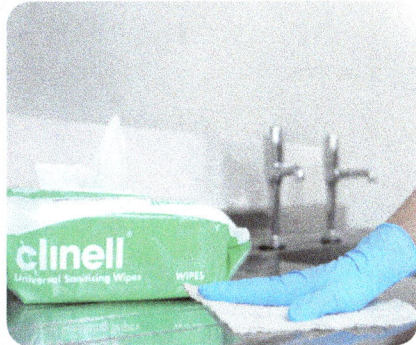

15.2.3 Otras consideraciones de interés

- Toda persona que está en el hospital debe ser corresponsable en proteger al paciente, los mismos familiares deben informar a otros y a su vez tienen el derecho de ser informados.

- En las habitaciones de hospitalización convencional, pueden permanecer, como máximo, dos acompañantes por paciente en el horario de visitas establecido Para facilitar el trabajo del personal, deben salir de la habitación durante la visita médica.

- La información se les dará a los cuidadores que estén en la habitación a cargo del paciente no a los visitantes, salvo que se lo expresen los propios cuidadores.

- Las asociaciones de voluntariado, ONGs, payasos en el caso de los niños, etc. Están sujetas a las mismas normas que el resto.

- La prohibición de visitar a un paciente debe entenderse como medida para protegerlo y no por una estricta norma del hospital que hay que cumplir porque sí.

- Si le entregan una tarjeta identificativa debe devolverla para que sirva para otros visitantes, y mientras esté en el hospital la llevará visible.

- Si su familiar va a un hospital privado recuerde llevar la ropa necesaria pijama, bata, zapatillas y objetos de aseo para su uso personal y otros enseres así como lo necesario para cambiarse. No obstante ante situaciones determinadas se lo suelen facilitar.

- Es recomendable que no traiga objetos de valor; entrégueselos a su familia o acompañante. El hospital no suele hacerse responsable de su deterioro o pérdida.

- Debe traer su medicación específica si la tuviese en su domicilio de manera habitual y debe comunicarlo al personal de enfermería de la planta.

- Utilice lo menos posible el teléfono móvil y si es necesario hable en voz baja. En los horarios de descanso no se deben usar.

Inmaculada Salcedo Leal I Mª Jesús Romero Muñoz I Rafael Ruiz Montero I Adrián Hugo Aginagalde

15.3 REFERENCIAS Y BIBLIOGRAFÍA

- **OMS** Proyecto seguridad del paciente. Una atención más limpia es una atención más segura. http://www.who.int/gpsc/background/es/.

- Calfee DP. Prevention and control of health care-associated infections. In: Goldman L, Schafer AI, eds. *Goldman's Cecil Medicine*. 25th ed. Philadelphia, PA: Elsevier Saunders; 2015:chap 282.

- Goering R, Dockrell H, Zuckerman M, et al. Hospital infection, sterilization and disinfection. In: Goering R, Dockrell H, Zuckerman M, et al., eds. *Mims' Medical Microbiology*. 5th ed. Philadelphia, PA: Elsevier Saunders; 2013:chap 36.

- Infection control. In: Mills JE, ed. *Nursing Procedures*. 5th ed. Philadelphia, PA: Lippincott Williams & Wilkins; 2009:chap 2.

- Pollock M. Universal precautions. In: Pfenninger JL, Fowler GC, eds. *Pfenninger and Fowler's Procedures for Primary Care*. 3rd. ed. Philadelphia, PA: Elsevier Mosby; 2011:appendix F. **Ultima revisión 10/29/2015**

CAPÍTULO 16

¿QUÉ SE HACE CON EL MATERIAL SANITARIO PARA PROTEGER A LOS PACIENTES DE LAS INFECCIONES?

CAPÍTULO 16

¿QUÉ SE HACE CON EL MATERIAL SANITARIO PARA PROTEGER A LOS PACIENTES DE LAS INFECCIONES?

16.1 INTRODUCCIÓN

En el sistema sanitario se utilizan gran cantidad de instrumentos para la asistencia del paciente, desde los más comunes como son un fonendoscopio o un manguito para tomar la presión, hasta los más invasivos como unas tijeras de quirófano o un colonoscopio. Como hemos explicado en capítulos anteriores, las bacterias se encuentran viviendo en nuestra piel, en el ambiente y mobiliario de los centros sanitarios.

En este capítulo explicaremos los diferentes métodos de higiene que se realizan en el sistema sanitario, dependiendo de lo invasivo que sea el procedimiento que se usa, y la cantidad de bacterias que se permite dependiendo de la zona del hospital que nos encontremos.

Una limpieza minuciosa es necesaria antes de desinfectar las superficies y objetos, ya que las partículas presentes pueden interferir con la efectividad de los métodos de desinfección. Así como el personal de limpieza para los espacios del hospital tiene una labor importantísima, las auxiliares de enfermería son un eslabón imprescindible para evitar infecciones.

Generalmente, la limpieza se lleva a cabo de forma manual, siendo fundamental la fricción llevada a cabo para eliminar las partículas junto con la mecánica de los fluidos empleados. Más allá de lo que tradicionalmente consideramos bajo el término de limpieza, en los hospitales y centros sanitarios ésta tiene un aspecto mucho más técnico. La estandarización de los procesos empleados, la formación específica del personal encargado y la monitorización de los resultados obtenidos, generalmente por observación directa, medición de indicadores o, controles de calidad, caracterizan la complejidad de la limpieza hospitalaria.

Los protocolos elaborados en cada centro por un panel de expertos, deben incluir la periodicidad con la que llevar a cabo los procesos de limpieza en las

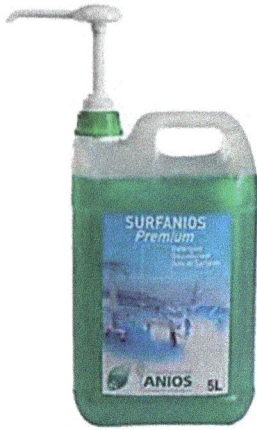

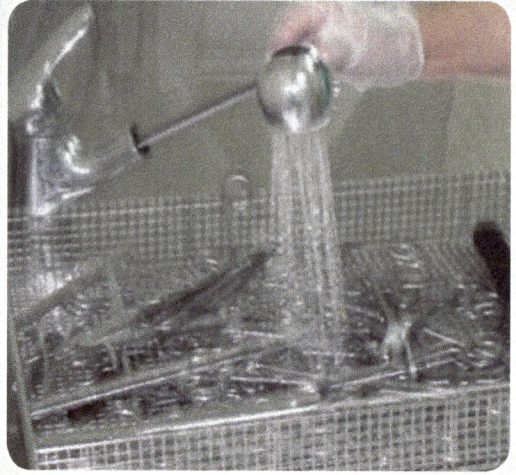

Detergente desinfectante

diferentes áreas del hospital, así como todos los procedimientos a llevar a cabo, la monitorización de los procesos y los materiales y productos (en las concentraciones adecuadas) que han de emplearse en cada zona. Los protocolos de limpieza se elaboran en base a los diferentes tipos de áreas existentes en los centros hospitalarios. Cada zona tiene unos requerimientos propios de procedimientos, periodicidad, materiales y productos a emplear.

Como es lógico, ante una menor cantidad de bacterias en el material con el que es intervenido el paciente habrá menos posibilidades de infección relacionada con la asistencia sanitaria. También tenemos que tener en cuenta que las condiciones del paciente (inmunodeprimido, por ejemplo) harán que las medidas de higiene del material tengan que aumentarse.

Como primera regla básica se debe explicar que las bacterias sobreviven mejor en materia orgánica (piel, sangre, heces, orina,..) que en materia inerte (suelo, paredes, metal,..) con lo cual el primer paso para realizar una buena descontaminación de cualquier elemento cercano al paciente es eliminar estos restos y lavar con agua y detergente para dejarlo limpio a simple vista.

Es más, en algunos materiales que deben ser estériles (totalmente libres de bacterias) el primer paso es una limpieza menos minuciosa para que después se le apliquen procedimientos de limpieza más intensos, ya que cuanta menos materia orgánica tenga el elemento a limpiar, más rápidamente llegaremos a una esterilización.

Inmaculada Salcedo Leal I Mª Jesús Romero Muñoz I Rafael Ruiz Montero I Adrián Hugo Aginagalde

16.2 ANTISÉPTICOS

Los antisépticos son aquellos agentes químicos, de aplicación tópica, que destruyen o inhiben el crecimiento de los microorganismos presentes en la piel u otros tejidos vivos (tracto genital, heridas, etc.).

La diferencia entre antiséptico y desinfectante es que el antiséptico es usado en la piel y en el organismo de los pacientes y profesionales, por ejemplo la clorhexidina, y el desinfectante se usa para superficies y objetos inertes por ejemplo la lejía.

Aún se ven casos de profesionales que, ante un contacto con gérmenes que suponen de riesgo, se lavan las manos con lejía provocándose quemaduras innecesarias.

Limpieza antiséptica y descolonización de la piel del paciente

Los antisépticos preparan al paciente ya que no solo hay que tener en cuenta el instrumental que va a entrar en contacto con el paciente, sino también la propia carga bacteriana cutánea.

Por ejemplo, sin una buena ducha con un jabón antiséptico, los gérmenes presentes en la piel se podrían introducir al operar a un paciente. Es relativamente común que en la espalda, zona de difícil acceso se encuentren gérmenes que pueden ser arrastrados en una intervención de columna, por ejemplo.

En la práctica sanitaria el personal también debe usar unos productos para disminuir la cantidad de bacterias que transporta en sus manos para no trasladarla al paciente y en otros procedimientos también se usan los antisépticos para disminuir la carga bacteriana de la piel o mucosas del paciente (por ejemplo, antes de operar se limpia la piel con antisépticos).

Estos productos se aplican en el paciente o personal sanitario para disminuir la cantidad de microorganismos (bacterias, hongos, virus) en su piel, herida, úlcera,.. Esto conlleva que la cantidad, concentración y método de aplicación del producto es importante controlarlas ya que un exceso de uso puede llevar a problemas

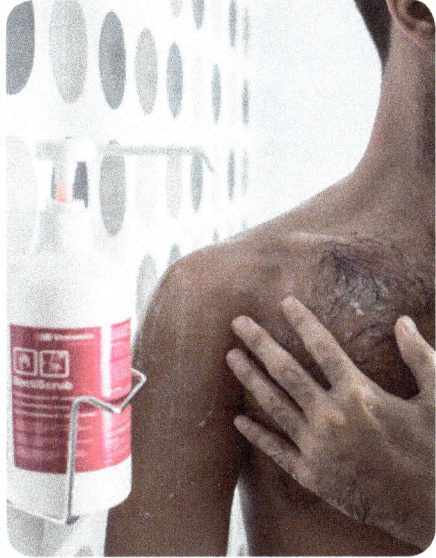

dermatológicos y un defecto de uso a una mala higienización de la zona. Los antisépticos no eliminan las esporas.

Los agentes antisépticos más conocidos son: Alcoholes (etanol, isopropanol,..), Biguanidas (Clorhexidina digluconato), Iodóforos (Povidona yodada), Compuestos de amonio cuaternarios y Fenoles.

16.3 CLASIFICACIÓN DEL INSTRUMENTAL QUIRÚRGICO

En 1967, Spaulding creó una clasificación del material quirúrgico teniendo en cuenta el riesgo de infección que supone el contacto del instrumento o equipo médico con el paciente. Esta clasificación se usa para evaluar qué nivel de desinfección se debe elegir para el material. Se clasifica el material en tres categorías de riesgo:

- **Material crítico:** aquel instrumento o equipo clínico que entra en contacto con el sistema vascular y tejido o cavidad estéril, y por tanto requiere esterilización. Esta categoría incluye todo el material quirúrgico, catéteres intravasculares, endoscopia rígida e implantes.

- **Material semicrítico:** aquel instrumento o equipo clínico que entra en contacto con membranas mucosas y piel no intacta, y por tanto requiere desinfección de alto nivel. Esta categoría incluye endoscopios flexibles, aunque esta última clasificación de los endoscopios está en entredicho, ya que muchos expertos recomiendan su esterilización, debido a que se toman biopsias y se convierten en material crítico. También se incluyen: equipos de terapia respiratoria y anestesia, palas de laringoscopia, etc. Para evitar la recontaminación de estos equipos, una vez desinfectados deben aclararse con agua estéril. En aquellas situaciones en las que no sea posible, deberá utilizarse agua del grifo y posteriormente alcohol 70% y secado con pistola de aire.

- **Material no crítico:** aquel instrumento o equipo clínico que entra en contacto con piel intacta, pero no con membranas mucosas, y por tanto requiere desinfección de intermedio-ba-

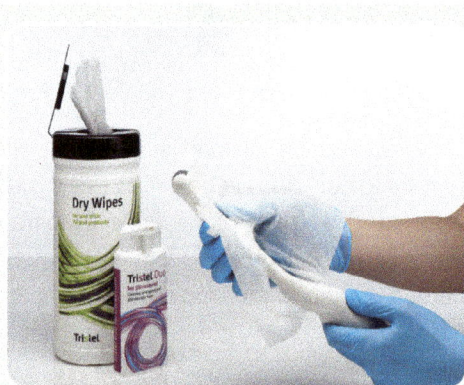

Desinfección de dispositivos médicos no invasivos

jo nivel. La piel intacta actúa de barrera efectiva de forma que no se considera "crítica" la esterilidad del material. Ejemplos de equipos incluidos en esta categoría son: cuñas y botellas, monitores de presión, manguitos de presión arterial, barras de camas, lencería, mobiliario del entorno del paciente y suelos.

Esta clasificación es usada aún por su sencillez pero existen problemas en su aplicación en los materiales termosensibles (pierden o se modifican las propiedades del aparato médico con el calor) o aquellos con zonas muy estrechas o de difícil acceso ya que se pueden almacenar residuos orgánicos en esas zonas.

16.4 DESINFECCIÓN

Se denomina desinfección a un proceso físico o químico que mata o inactiva agentes patógenos tales como bacterias, virus y protozoos con excepción de las esporas bacterianas en grandes cantidades. Los Centros para el Control y la Prevención de Enfermedades (CDC) .de Atlanta insisten en la importancia de desinfectar meticulosamente cualquier superficie en contacto con los pacientes.

Los desinfectantes se clasifican según su actividad (bactericida, levaduricida, fungicida, micobactericida, virucida y esporicida) nos lleva a una clasificación de la desinfección en tres grandes grupos:

1. Desinfección de Bajo Nivel: Procedimiento con el que se pretende eliminar la mayor parte de las formas vegetativas bacterianas, algún virus y hongos pero no el Mycobacterium Tuberculosis ni las esporas bacterianas.

2. Desinfección de Medio Nivel: Procedimiento con el que se destruyen todas las formas vegetativas bacterianas, el Mycobacterium Tuberculosis, la mayoría de virus y hongos pero que no asegura la destrucción de esporas bacterianas.

3. Desinfección de Alto Nivel: Procedimiento en el que se inactivan todas las formas vegetativas bacterianas, virus y hongos y la mayoría de las esporas bacterianas para conseguir un nivel adecuado que permita un uso seguro para el paciente. La desinfección de alto nivel está indicada en el procesamiento

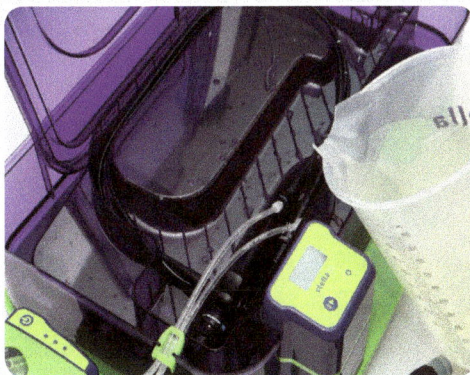

de material semicrítico siempre que sea reutilizable y revisando las recomendaciones del fabricante sobre la compatibilidad del material con el desinfectante. La desinfección de alto nivel se puede llevar a cabo por dos métodos: Desinfección manual por inmersión y procesamiento en máquinas automáticas desinfectadoras.

Factores que afectan a la eficacia de la desinfección

No todos los agentes desinfectantes son igual de efectivos contra los diversos microorganismos frente a los que tienen que actuar, y esta eficacia depende de factores como:

- Susceptibilidad de los distintos microorganismos.
- Compatibilidad con los materiales.
- Presencia de materia orgánica.
- Presencia de biofilms.
- Concentración de uso.
- Factores físicos - químicos: pH, temperatura.
- Tiempo de exposición.

Sobre el primer factor (susceptibilidad biológica de los distintos microorganismos) se han descrito multitud de mecanismos bacterianos de resistencia adquirida a los agentes desinfectantes, en realidad, los mecanismos descritos incrementan las CMI (concentraciones mínimas inhibitorias), en un grado muy bajo, por lo que suelen ser clínicamente irrelevantes. Las tolerancias a desinfectantes son casi siempre intrínsecas y, por tanto, propias de cada tipo de microorganismo. Dichos mecanismos incluyen desde la adquisición de plásmidos (trozos de ADN que adquiere la bacteria) y transposones (modificaciones en la lectura del ADN) hasta las mutaciones genéticas o amplificaciones de genes cromosómicos propios.

El biofilm (o biopelícula) es un material expulsado por las bacterias que crea una capa entorno a ellas y dificulta el acceso de antibióticos, desinfectantes, células defensoras del sistema inmune,..

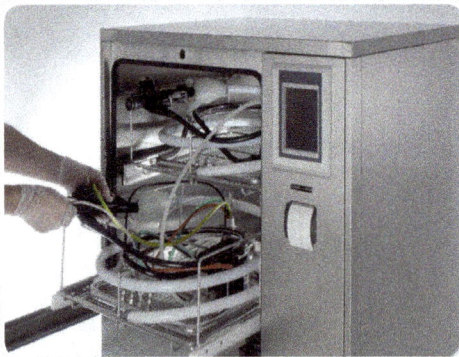

Tipos de detergentes

SURFACTANTES	Reducen la tensión superficial del agua, facilitan emulsión de aceites y grasas, desagregan la suciedad, mantienen residuos en suspensión.	Aniónicos: ácidos carboxílicos saturados (sales de ácidos grasos animales y vegetales). Alquil aril sulfonatos. Alquilsulfonatos.
		No iónicos: alcoholes grasos etoxilados, derivados de octilfenol, nonilfenol, dinonilfenol. Alcoholes primarios con cadenas de 8-18 átomos de carbono. Esteres de ácidos grasos y poliglicoles.
		Catiónicos: sales de amonio cuaternario. Alquil imidazolinas. Aminas etoxiladas.
		Anfóteros: acil-aminoácidos y derivados. N-alquil-aminoácidos.
SUSTANCIAS ALCALINAS	Optimizan acción de surfactantes. Actúan como tensioides. Estimulan emulsificación de las grasas	Hidróxido sódico hidróxido potásico, Sosa, amoníaco.
ENZIMAS	Descomponen moléculas de proteínas, grasas e hidratos de carbono.	Proteasas. Lipasas. Amilasas.
BUILDERS	Previenen formación de depósitos calcáreos.	Carbonato sódico, silicato sódico, fosfatos, Edta, Enta, citrato sódico, zeolitas.
DESENGRASANTES	Disuelven grasas y aceites	Dietilenglicol, butoxietanol, tolueno, xileno, tricloroetileno.
INHIBIDORES DE LA CORROSIÓN	Protección de materiales (ej aluminio)	Silicato de alumino.
NEUTRALIZANTES	Previenen depósitos de productos alcalinos sobre el instrumental.	Ácido cítrico. Ácido fosfórico.
LUBRICANTES	Protegen instrumental de la corrosión	Parafinas
BIOCIDAS	Agentes químicos para la destrucción de microorganismos.	
FACILITADORES DEL ACLARADO	Son sustancias que ayudan al secado del instrumental.	

16.5 MÉTODOS DE LAVADO

16.5.1 Limpieza manual

En función del tipo de instrumental y de los medios disponibles se deberá establecer un procedimiento general de limpieza ajustado a las necesidades de cada centro. Se debe de tener en cuenta los puntos articulados del material, sus componentes, el material para usar la mejor limpieza, cepillado y producto que sean necesarios para su desinfección. Normalmente con la utilización de un solo producto de limpieza es suficiente.

16.5.2 Limpieza automática

Las lavadoras/desinfectadoras automáticas están equipadas con sistemas dosificadores que programan la inyección necesaria de cada producto de forma individual y en el momento preciso del proceso de limpieza. Se suelen utilizar varios productos para la limpieza del instrumental. Existen diferentes métodos:

• Máquina de ultrasonidos: Es un procedimiento que complementa la limpieza manual, y facilita la retirada de la materia orgánica de instrumentos con dientes, bisagras, fenestrados, con sacabocados, con intersticios o cabos ciegos, pinzas de biopsia (digestivas, de cuello uterino, etc.), instrumental de rotación taladros y fresas.

• Lavado por microondas: El principio del lavado por microondas se basa en la aplicación de ondas sonoras de elevada frecuencia, dentro de un tanque, en una solución acuosa con detergente. Este procedimiento puede eliminar hasta el 90% de la materia orgánica restante después del prelavado.

• Lavadoras desinfectadoras: La limpieza y desinfección automática del instrumental puede realizarse utilizando dos tipos de lavadoras desinfectadoras, llevando a cabo una desinfección térmica a 90-95 ºC, o bien una desinfección química utilizando los productos que recomiende el fabricante.

Se observa, por lo tanto, que es indispensable que todo material médico tenga un procedimiento claro de limpieza. Pondremos el ejemplo de los fonendoscopios:

Desinfectar el cabezal entre paciente y paciente con un algodón impregnado en un desinfectante de nivel intermedio, según las instrucciones del fabricante. Este procedimiento es particularmente importante, después de la exploración de pacientes colonizados por microorganismos cuyo mecanismo de transmisión sea por contacto.

Hay opiniones de expertos en relación a la limpieza en material no crítico o la desinfección.

William Rutala, reconocido experto mundial en desinfección hospitalaria, director del departamento de epidemiología y salud ocupacional del Hospital de la Universidad de Carolina del Norte, responsable estatal del programa de

Lavadora de endoscopios RELIANCE EPS

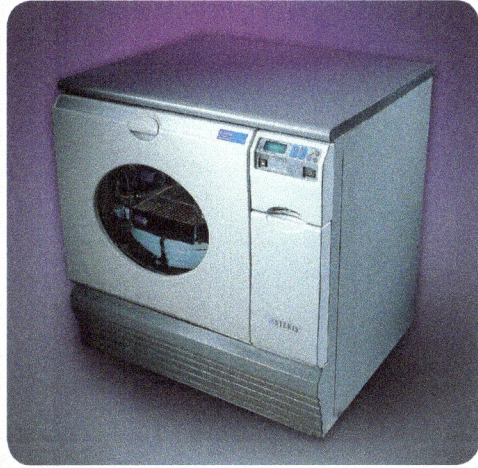

control de infecciones y seguridad, y colaborador habitual del CDC, ha justificado en muchas de sus publicaciones la desinfección de superficies no críticas.

En sus investigaciones demuestra cómo las superficies pueden contribuir a la transmisión de microorganismos de interés epidemiológico (Enterococos resistentes a la vancomicina, virus, MRSA) que pueden sobrevivir en el medio hasta 30 meses. Demuestra también que los desinfectantes son más efectivos que los detergentes reduciendo la carga microbiana existente en el suelo.

A diferencia de los desinfectantes, los detergentes pueden contaminarse y expandir los microorganismos en el entorno del paciente. Los desinfectantes también son coste-efectivos, ya que se puede emplear el mismo producto para la descontaminación de superficies, equipamiento y mobiliario aunque legalmente, sólo cuando dispone de Marcado CE. Además, se recomienda la desinfección de equipamiento no crítico y superficies en contacto con pacientes aislados y, que han sido contaminadas con sangre y fluidos orgánicos.

Igualmente existe controversia en si el material endoscópico, duodenoscopios sobre todo, debe desinfectarse o esterilizarse. La primera acción es el lavado con lavadoras específicas tras retirar el material biológico de forma manual.

16.6 ESTERILIZACIÓN

La esterilización es un proceso físico o químico definido y validado por el cual se destruyen todos los microorganismos viables de un objeto o superficie incluidas las esporas bacterianas.

Los priones (proteínas con una mal plegamiento que forman agregados y son causa de las encefalopatías espongiformes transmisibles, enfermedades muy poco frecuentes, para entenderlo el Mal de las Vacas locas o la enfermedad de Kreutzfeld Jacob) no son eliminadas con los actuales procesos de esterilización por lo que se fomenta el uso de dispositivos de un solo uso en las intervenciones con contacto directo con el sistema nervioso central que tengan un alto riesgo de infección. En recientes estudios el Gas Peróxido de Hidrógeno, al igual que algunos otros sistemas, se ha demostrado eficaz en la eliminación de priones.

Como hemos visto, la eliminación de los microorganismos no es un proceso dicotómico de si/no (limpio/sucio) si no que existe un rango de desinfección en el material. Debido a esto se ha marcado un límite para categorizar a un producto sanitario como estéril: cuando la probabilidad de encontrar uno de esos productos con algún microorganismo viable sea menor a uno entre un millón (1×10^{-6}).

Este proceso se realiza principalmente en la Central de Esterilización que es un servicio del hospital que recibe y procesa textiles (ropa, gasas, apósitos), equipamiento médico e instrumental de todos los sectores del hospital.

16.6.1 Métodos de esterilización

El método de esterilización de elección es el vapor húmedo aplicado a altas temperaturas, siendo actualmente el sistema de esterilización hospitalario más eficaz, rápido, fácil de manejar y barato. Se realiza principalmente en la central de esterilización. Sin embargo, el daño que causa a determinados materiales hace que se deba compatibilizar con otros sistemas de esterilización. Además, si se tiene en cuanta el consumo de agua, electricidad y el tiempo que tarda a veces no resulta tan barato.

En las últimas décadas, con el desarrollo tecnológico de la micro-

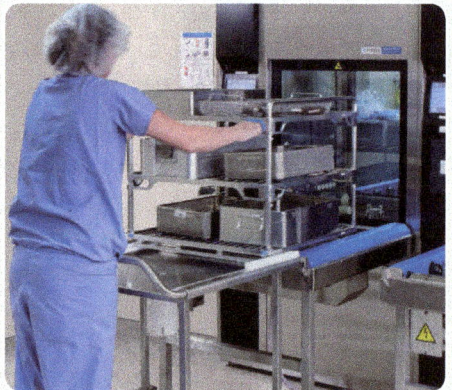

Inmaculada Salcedo Leal | Mª Jesús Romero Muñoz | Rafael Ruiz Montero | Adrián Hugo Aginagalde

cirugía y el avance de las técnicas quirúrgicas cada vez menos invasivas, se han diseñado nuevos equipos e instrumental que contienen partes plásticas sensibles al calor y a la humedad, y que precisan ser esterilizados mediante sistemas de esterilización a baja temperatura. Los productos usados son:

- Óxido de etileno puro

- Óxido de etileno mezcla OE/HCFC, OE/CO2

- Esterilización a base de gas de peróxido de hidrógeno

- Vapor a baja temperatura y formaldehído

Debido al tiempo que requiere el transporte del material a la central de esterilización y a la gran frecuencia de uso de algunos equipos se puede esterilizar el material de forma controlada en el punto de uso a través del vapor con ciclos flash (Miniclave) o a través de equipos en casete (tipo Statim). Para la esterilización a baja temperatura en el punto de uso se usa el ácido peracético, técnica muy usada en endoscopios.

Duodenoscopio en esterilización

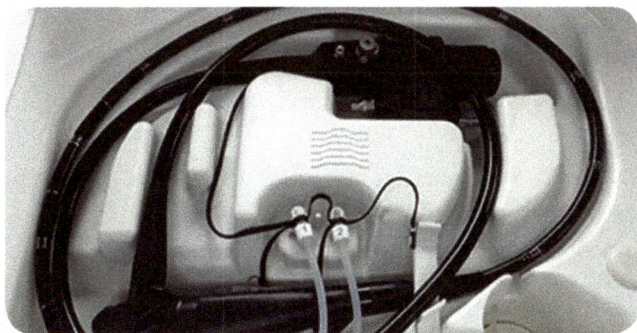

Sistema Stella de alta desinfección

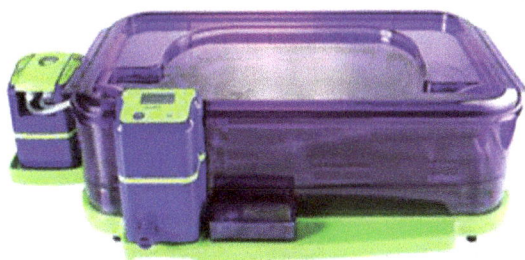

16.6.2 Garantía de calidad de la esterilización

Para garantizar la calidad en este proceso se utilizan varios métodos para prevenir posibles fallos que podrían llevar a una infección relacionada con la asistencia sanitaria:

- Registro de actividades y trazabilidad del instrumental.
- Revisión de los parámetros físicos del ciclo de esterilización.
- Utilización de indicadores químicos.
- Utilización de indicadores biológicos.
- Controles periódicos a los productos y a las instalaciones.

Dispositivos médicos de un solo uso

En la actualidad, se tiende a que los dispositivos médicos dejen de ser reutilizables y pasen a ser de un solo uso, es decir, productos previstos para ser utilizados en un único paciente y durante un único procedimiento para después desecharlos.

Manipulación del material estéril

En todos los momentos hay que mantener la cadena de limpieza y esterilización.

Transporte

Se debe realizar en carros o contenedores cerrados y lavables y de uso exclusivo para transporte de material estéril. Se usan para el traslado de la central de esterilización a los almacenes cercanos al punto de uso

Almacenamiento

Deben estar en sala propia con acceso limitado y alejada de zona de eliminación de ropa sucia o basura. El material estéril debe ser marcado con la fecha de esterilización y empaquetado de forma que se protejan los materiales y su esterilidad hasta el momento de uso. Se deben mantener una temperatura y humedad adecuadas.

Se considerará contaminado y no se usará aquel material que: haya caído al suelo, esté roto, mojado, comprimido o con el envase no indemne.

Apertura y manipulación

Lavarse las manos antes y usar guantes, mascarilla y gorro al manipular material estéril.

 Inmaculada Salcedo Leal I Mª Jesús Romero Muñoz I Rafael Ruiz Montero I Adrián Hugo Aginagalde

Para su manejo en quirófano (u otro espacio) debe encontrarse a la altura de la cintura y de frente al que va a manejar el instrumental. Se recomienda que esté tapado hasta que empiece la intervención. Para colocar el material en la zona de trabajo estéril se recomienda el uso de una pinza auxiliar esterilizada.

16.7 BIBLIOGRAFÍA

- Promoción de la calidad. Guía de buenas prácticas: Prevención y control de la infección nosocomial - MadridSalud, 2007.

- Guía de uso de desinfectantes en el ámbito sanitario de la Sociedad Española de Medicina Preventiva, Salud Pública e Higiene - Noviembre 2014 .

- CDC, Guideline for Disinfection and Sterilization in Healthcare Facilities, 2008.

https://www.cdc.gov/infectioncontrol/pdf/guidelines/disinfection-guidelines.pdf

CAPÍTULO 17

¿DÓNDE PUEDO CONSEGUIR
MÁS INFORMACIÓN?
LINKS Y GLOSARIO DE TÉRMINOS

CAPÍTULO 17

¿DÓNDE PUEDO CONSEGUIR MÁS INFORMACIÓN?
LINKS Y GLOSARIO DE TÉRMINOS

GLOSARIO DE TERMINOS

- AENOR: Asociación española de normalización y acreditación.

- Acción correctiva: Acción que se emprende cuando los resultados del control indican que se han sobrepasado los niveles de alerta o de acción.

- AIA: American institute of architects.

- Antisepsia: Técnica de desinfección dirigida a la eliminación o inactivación de microorganismos patógenos través del uso de sustancias químicas (antisépticos) tolerables en tejidos vivos.

- Áreas de ambiente controlado: Son salas con las estructuras e instalaciones específicas para controlar la biocontaminación y los parámetros adecuados. Disponen de sistema mecánico de ventilación y de filtración de aire.

- Asepsia: Ausencia de microorganismos patógenos, así como el conjunto de procedimiento dirigidos a este fin, como la esterilización.

- ASHRAE: International technical society organized to advance the arts and sciences of heating, ventilation, air-conditioning and refrigeration.

- Atención Primaria: Es la que prestan los médicos de familia, pediatras y personal de enfermería en los centros de salud y consultorios, junto al resto de profesionales de los centros.

- Atención Hospitalaria: Es la que prestan los médicos del resto de especialidades en el ámbito del hospital y los centros de Especialidades, junto al resto de categorías profesionales que trabajan allí.

- Biocida: Sustancias químicas o microorganismos destinados a destruir, contrarrestar, neutralizar, impedir la acción o controlar la acción de los microorganismos patógenos. Pueden ser físicos (radiación), biológicos (enzimas) o químicos (cloro).

- **Biocontaminación**: Es la contaminación de una materia, de un aparato, de un individuo, de una superficie, de un gas o del aire por partículas viables.

- **CDC**: Centers for disease control and prevention. Atlanta (USA).

- **ECDC**: European Centers for disease control and prevention. Sweden.

- **Colonia**: Cuando una célula aislada e inmóvil comienza a crecer sobre un substrato sólido, el resultado del crecimiento al cabo del tiempo es una colonia.

- **Comunitario**: De adquisición en la comunidad, es decir, fuera del entorno de la asistencia sanitaria. En relación a la adquisición de patógenos, por consenso, exige que la muestra clínica se obtuviera no estando ingresado el paciente o en sus primeras 48 horas de ingreso.

- **Contagio**: Transmisión de un microorganismo patógeno de una persona a otra.

- **Cualificación**: Ejecución de una secuencia de ensayos, incluyendo la verificación de las condiciones de los mismos, para demostrar la validación de la salas.

- **Descontaminación**: Proceso de inactivación de microorganismos patógenos, antes de que sean eliminados, en objetos contaminados con fluidos biológicos.

- **Desinfección**: Eliminación, a través de medios químicos o físicos, de los agentes patógenos (bacterias, virus u hongos) de una superficie. No implica la eliminación de todos los microorganismos, ni de sus formas de resistencia (esporas) y se distinguen distintos grados (alto, medio y bajo).

- **EN**: Norma europea. Las normas europeas son adoptadas por alguno de los tres organismos europeos de normalización: Comité Europeo de Normalización, Comité Europeo de Normalización Electrotécnica e Instituto Europeo de Normas de Telecomunicación.

- **Esterilización**: Eliminación o destrucción total de los microorganismos de una superficie a través de procesos físicos o químicos.

- **Flora aerobia mesófila**: Conjunto de microorganismos capaces de multiplicarse en aerobiosis y a temperaturas medias, comprendidas entre 25 y 40 ºC.

- **Infección**: Proceso de invasión por un microorganismo patógeno, su multiplicación en los tejidos y la reacción del anfitrión a su presencia y a la de sus posibles toxinas.

- **INSHT**: Instituto nacional de seguridad e higiene en el trabajo.

- **Limpieza**: Eliminación del material extraño de una superficie a través de detergentes, agua y detergentes. Paso previo a la desinfección y esterilización.

- **Microorganismo multirresistente:** Patógeno no sensible al menos a un antibiótico de tres o más familias consideradas de utilidad para el tratamiento de las infecciones producidas por cada una de las especies bacterianas consideradas.

- **Niveles de alerta y de acción:** Niveles establecidos para la toma de decisiones y acciones correctivas según los resultados del control.

- **Nosocomial:** Relativo al ámbito hospitalario. Término en desuso para referirse a las infecciones relacionadas con la asistencia sanitaria (IRAS). En relación a la adquisición de patógenos, por consenso, exige que la muestra clínica se obtuviera de un paciente ingresado y habiendo transcurrido 48 horas de la hospitalización.

- **Paciente colonizado:** Pacientes en cuyas muestras biológicas se aísla un microorganismo determinado (p.e: multirresistente), pero sin evidencias de que esté causando una infección clínica.

- **Paciente infectado:** Aquellos pacientes con criterios de infección clínica en cuyas muestras biológicas se aísla una determinado microorganismo y actúa como agente etiológico (causante de la infección).

- **RITE:** Reglamento de instalaciones térmicas en edificios.

- **SEMPSPH:** Sociedad española de Medicina Preventiva, Salud Pública e Higiene Hospitalaria.

- **Situación de no bioseguridad o biocontaminación:** Cuando en una verificación ambiental se alcance el nivel de acción o umbral de bioseguridad.

- **UNE:** Una norma española, son un conjunto de normas, normas experimentales e informes (estándares) creados en los Comités Técnicos de Normalización (CTN) de la Asociación Española de Normalización y Certificación (AENOR).

- **Unidad Formadora de Colonias (UFC):** Se denomina a una célula bacteriana viva y aislada que si se encuentra en condiciones de substrato y ambientales adecuadas da lugar a la producción de una colonia en un breve lapso de tiempo

- **Validación:** Confirmación, mediante pruebas tangibles, que las exigencias, para una utilización especifica o una aplicación prevista, son satisfactorias.

- **Zona de riesgo de biocontaminación:** Lugar geográficamente definido y delimitado en el cual individuos, productos, materiales o una combinación entre ellos, son particularmente vulnerables a los microorganismos o a partículas viables.

17.2 ENLACES Y BIBLIOGRAFÍA

- www.ncbi.nlm.nih.gov/books/NBK115260

- www.worcestershirehealth.nhs.uk/EasySiteWeb/GatewayLink.aspx?alld=11741

- www.nipcm.hps.scot.nhs.uk/glossary

- http://www.who.int/mediacentre/factsheets/fs194/es/

- http://www.mspsi.es/fr/biblioPublic/publicaciones/docs/bacterias.pdf

- http://www.elsevier.es/es-revista-enfermedades-infecciosas-microbiologia-clinica-28-articulo-resistencias-bacterianas-farmacodinamica-como-bases-13059054

- http://www.elsevier.es/es-revista-farmacia-profesional-3-articulo-resistencias-bacterianas-un-problema-creciente-13038265

- https://issuu.com/multimediacolombiana1/docs/9_orina

- http://infeccionquirurgicazero.es/es/

- https://www.seguridaddelpaciente.es/es/proyectos/financiacion-estudios/proyecto-bacteriemia-zero/

- http://flebitiszero.com/app/

- https://www.seguridaddelpaciente.es/es/proyectos/financiacion-estudios/proyecto-neumonia-zero/

- https://www.juntadeandalucia.es/servicioandaluzdesalud/hrs3/fileadmin/user_upload/area_medica/medicina_preventiva/poe_aislamiento_0415.pdf

- http://www.cdc.gov/mmwr/preview/mmwrhtml/rr5210a1.htm.

- http://www.sempsph.com/es/. http://www.sempsph.com/es/.

- www.sfhh.net. La Qualité de l'Air au Bloc. Opératoire. Racommandations d'experts. SSFH. GR-AIR/ octobre 2004

- http://www.sempsph.com/images/stories/recursos/pdf/protocolos/2012/108_Bioseguridad_Ambiental_frente_a_Hongos.pdf

- http://www.sociedadandaluzapreventiva.com/wp-content/uploads/2014/09/protocolo-bioseguridad-SAMPSP.pdf

- http://www.cdc.gov/vaccines/acip/committee/guidance/economic-studies.html.

- http://www.who.int/topics/primary_health_care/es

- http://www.juntadeandalucia.es/salud/export/sites/csalud/galerias/documentos/p_4_p_1_vigilancia_de_la_salud/GuiaResidenciasMar2017v6corregido.pdf

- http://www.isciii.es/ISCIII/es/contenidos/fd-servicios-cientifico-tecnicos/fd-vigilancias-alertas/fd-procedimientos/PROTOCOLOS_RENAVE-ciber.pdf

- http://www.isciii.es/ISCIII/es/contenidos/fd-servicios-cientifico-tecnicos/vigilancias-alertas.shtml

- https://www.msssi.gob.es/profesionales/saludPublica/prevPromocion/vacunaciones/docs/Vacunacion_sanitarios.pdf

- http://www.primary-care.ch/f/set_aktuell.html

- https://www.msssi.gob.es/profesionales/saludPublica/prevPromocion/vacunaciones/docs/recoVacunasAdultos.pdf

- http://www.madrimasd.org/blogs/salud_publica/2010/08/10/132051

- http://www.aragon.es/estaticos/ImportFiles/09/docs/Profesionales/Salud%20publica/Vigilancia%20epidemiol%C3%B3gica/Enfermedades%20Declaraci%-C3%B3n%20Obligatoria%20otros%20procesos/Protocolos/36_Tuberculosis.pdf.

- https://www.juntadeandalucia.es/servicioandaluzdesalud/hrs3/index.php?id=otros_organos_participacion

- www.ncbi.nlm.nih.gov/pmc/articles/PMC2398721/pdf/nihms4730.pdf

- www.ncbi.nlm.nih.gov/pmc/articles/PMC3535073/pdf/nihms424100.pdf

- www.ncbi.nlm.nih.gov/pmc/articles/PMC4848870/pdf/13073_2016_Article_307.pdf)

- www.ncbi.nlm.nih.gov/books/NBK144001

- www.textbookofbacteriology.net/normalflora_3.html

- www.ncbi.nlm.nih.gov/pmc/articles/PMC3248621

- http://www.amepreventiva.es/docamep/competencias_enfermera_EPyCI.pdf

- http://vacunasaep.org/profesionales/

- http://apps.who.int/iris/bitstream/10665/250680/1/9789241549882-eng.pdf

- http://www.guiasalud.es/GPC/GPC_541_Terapia_intravenosa_AETSA_compl.pdf

- https://www.seimc.org/contenidos/documentoscientificos/eimc/seimc_eimc_v31n09p614a624.pdf

- https://www.seguridaddelpaciente.es/resources/documentos/2015/PROTOCOO_BACTERIEMIA_ZERO.pdf

- http://seeiuc.org/attachments/article/160/protocolo_nzero.pdf

- http://flebitiszero.com/app/formacion/

- http://infeccionquirurgicazero.es/es/

- http://www.sempsph.com/images/stories/recursos/pdf/protocolos/2012/065_antisep2.pdf

- http://www.sempsph.com/es/g-de-trabajo/proyecto-infeccion-quirurgica-zero.html

- http://www.semicyuc.org/temas/calidad/bacteriemia-zero

- http://hws.vhebron.net/formacion-BZero/index.html

- http://www.semicyuc.org/node/941

- http://www.who.int/gpsc/5may/tools/es/

- https://www.seguridaddelpaciente.es/es/proyectos/financiacion-estudios/programa-higiene-manos/

- https://www.cdc.gov/infectioncontrol/pdf/guidelines/disinfection-guidelines.pdf

- Jesús Oteo Iglesias. La amenaza de las superbacterias. Los Libros de la Catarata, Madrid (2016).

- Joaquín Rodríguez Otero. Resistencia a los antibióticos: la evolución en acción. Dendra Médica. Revista de Humanidades 2011;10(1):56-64

- Creager ANH. 2007. *Adaptation or selection? Old issues and new stakes in the postwar debates over bacterial drug resistance* (http://www.sciencedirect.com/science/article/pii/S1369848606000963). Stud Hist Phil Biol & Biomed Sci. 38:159-190.

- Livermore DM. 2003. *Bacterial resistance: origins, epidemiology, and impact. CID* (https://www.ncbi.nlm.nih.gov/pubmed/12516026), 36 (Suppl 1):S11-23.

- Simon Lax et al. *Bacterial colonization and succession in a newly opened hospital* (http://stm.sciencemag.org/content/9/391/eaah6500). Science Translational Medicine 24 May 2017: Vol. 9, Issue 391, eaah6500 DOI: 10.1126/scitranslmed. aah6500

- R. I. Adams, et al. *Microbiota of the indoor environment: A meta-analysis. Microbiome* (https://microbiomejournal.biomedcentral.com/articles/10.1186/s40168-015-0108-3) 3, 1–18 (2015).

- E. C. Pehrsson, et al. *Interconnected microbiomes and resistomes in low-income human habitats* (https://www.ncbi.nlm.nih.gov/pubmed/27172044). Nature 533, 212–216 (2016).

- E. S. Snitkin, et al. *Tracking a hospital outbreak of carbapenem-resistant Klebsiella pneumoniae with whole-genome sequencing* (https://www.ncbi.nlm.nih.gov/pubmed/22914622). Sci. Transl. Med. 4, 148ra116 (2012).

- AEMPS. *Plan estratégico y de acción para reducir el riesgo de selección y diseminación de la resistencia a los antibióticos* (https://www.aemps.gob.es/publicaciones/publica/plan-estrategico-antibioticos/v2/docs/plan-estrategico-antimicrobianos-AEMPS. pdf). AEMPS (2015).

- European Centre for Disease Prevention and Control (ECDC). Antimicrobial resistance surveillance in Europe 2015 (http://ecdc.europa.eu/sites/portal/files/media/en/

Inmaculada Salcedo Leal | Mª Jesús Romero Muñoz | Rafael Ruiz Montero | Adrián Hugo Aginagalde

publications/Publications/antimicrobial-resistance-europe-2015.pdf). Annual Report of the European Antimicrobial Resistance Surveillance Network (EARS-Net). Stockholm: ECDC; 2017.

- European Centre for Disease Prevention and Contro (ECDC). *Rapid risk assessment: Carbapenem-resistant Enterobacteriaceae* (http://ecdc.europa.eu/sites/portal/files/media/en/publications/Publications/carbapenem-resistant-enterobacteriaceae-risk-assessment-april-2016.pdf) – 8 April 2016. Stockholm: ECDC; 2016.

- European Centre for Disease Prevention and Control (ECDC). *Systematic review of the effectiveness of infection control measures to prevent the transmission of extended – spectrum beta- lactamase - producing Enterobacteriaceae through cross-border transfer of patients* (https://ecdc.europa.eu/en/publications-data/systematic-review-effectiveness-infection-control-measures-prevent-transmission-0).Stockholm: ECDC; 2014.

- European Centre for Disease Prevention and Contro (ECDC)I. *Systematic review of the effectiveness of infection control measures to prevent the transmission of carbapenemase-producing Enterobacteriaceae through cross-border transfer of patients* (https://ecdc.europa.eu/en/publications-data/systematic-review-effectiveness-infection-control-measures-prevent-transmission). Stockholm: ECDC; 2014.

- Walters M, Lonsway D, Rasheed K, Albrecht, V, McAllister, S, Limbago B, Kallen A (CDC). *Investigation and Control of Vancomycin-resistant Staphylococcus aureus: A Guide for Health Departments and Infection Control Personnel* (http://www.cdc.gov/hai/pdfs/VRSA-Investigation-Guide-05_12_2015.pdf). Atlanta, GA 2015.

- National Center for Emerging and Zoonotic Infectious Diseases (CDC). *Interim Guidance for a Public Health Response to Contain Novel or Targeted Multidrug-resistant Organisms (MDROs)* https://www.cdc.gov/hai/outbreaks/mdro/index.html, Atlanta, GA 2017.

- Vacuna a Vacuna 2ª edición. Libro + e-book. María José Álvarez Pasquín, Susana Martín Martín, César Velasco Muñoz. http://amazingbooks.es/vacuna-a-vacuna-2%C2%AA-edici%C3%B3n

Prefiero las "críticas constructivas"
de quien ha construido algo.

www.ingramcontent.com/pod-product-compliance
Lightning Source LLC
Chambersburg PA
CBHW071338210326
41597CB00015B/1486